Terve elu Paleo-stiilis

Retseptid tervislikuks ja tasakaalustatud toitumiseks

Kristiina Väli

Kokkuvõte

Suitsuribid õunakastme ja sinepiga 9
Ribid 9
kaste 9
Küpsetatud grillitud searibid värske ananassiga 12
Vürtsikas sealiha guljašš 14
Guljašš 14
Kapsas 14
Itaalia Marinara vorstilihapallid viilutatud apteegitilli ja praetud sibulaga ... 16
Lihapallid 16
Marinara 16
Sealihaga täidetud kabatšokipaadid basiiliku ja seedermänniseemnetega ... 19
Ananassikarri sealiha nuudlikausid kookospiima ja ürtidega 21
Vürtsikad grillitud sealihakotletid vürtsika kurgisalatiga 24
Suvikõrvitsa koorega pitsa päikesekuivatatud tomati pesto magusa paprika ja
   itaalia vorstiga 26
Suitsutatud lambakoiba sidruni ja koriandriga grillitud spargliga 29
Lambahautis sellerijuure spagettidega 32
Prantsuse lambalihakotletid granaatõunachutney ja datlitega 34
tšatnid 34
Lamba ribid 34
Chimichurri lambafilee kotletid praetud Radicchio supiga 36
Ancho ja salvei hõõrutud lambaliha kotletid bataadi kodujuustu ja porgandiga 38
Lambakotletid šalottsibula, piparmündi ja punega 40
lambaliha 40
salat 40
Täidisega aedlambaburgerid punase pipraga 42
Punase pipra coulis 42
Hamburger 42
Lambalihavardad topelt pune ja Tzatziki kastmega 45
Lambavardad 45
Kreeka Tzatziki kaste 45

Röstitud kana safrani ja sidruniga ... 47
Spatchcocked kana jicama slawiga ... 49
Kana 49
Slaw 49
Röstitud kana tagaveerand viina, porgandi ja tomatikastmega ... 52
Poulet Rôti ja Rutabaga Frites ... 54
Kolme seene coq au vin rübliku püreega murulauguga ... 56
Virsikubrändiga glasuuritud söögipulgad ... 59
Virsikubrändi glasuur ... 59
Tšiili marineeritud kana mango melonisalatiga ... 61
Kana 61
salat 61
Tandoori kanakoivad kurgiga Raita ... 64
Kana 64
Kurk Raita ... 64
Karri kanahautis juurviljade, spargli ja rohelise õuna-mündikastmega ... 66
Grillitud kana paillardi salat vaarikate, peedi ja röstitud mandlitega ... 68
Brokoli ja rabe täidisega kanarind värske tomatikastme ja Caesari salatiga ... 71
Grillitud kana Shawarma wrapid vürtsikate köögiviljade ja piiniapähklikastmega 74
Ahjus hautatud kanarinnad seente, küüslaugupüree ja röstitud spargliga ... 76
Tai kanasupp ... 78
Röstitud kana sidruni ja salvei endiiviaga ... 80
Kana šalottsibula, kressi ja redisega ... 83
Kana Tikka Masala ... 85
Kana reied Ras el Hanout ... 88
Star Fruit adobo kanakintsud hautatud spinatiga ... 91
Kanakapsas Poblano Tacos tšilli majoneesiga ... 93
Kanahautis beebiporgandi ja bok choyga ... 95
Salatimähistega praetud kana kašupähklid ... 97
Vietnami kookose sidrunheina kana ... 99
Grillitud kanasalat ja õunaeskarool ... 102
Toscana kanasupp lehtkapsapaeltega ... 104
Kana Larb ... 106
Kanaburger Szechwani kašupähklikastmega ... 108
Szechwani india pähkli kaste ... 108

Türgi kana wrapid 110
Hispaania Cornish kanad 112
Pistaatsia Cornish kanad raketi, aprikoosi ja apteegitilli salatiga 114
Röstitud kalkun küüslaugujuurepudruga 118
Pesto ja rukolasalatiga täidetud kalkunirind 121
Vürtsikas kalkunirind kirsi grillkastmega 123
Veinis hautatud kalkunifilee 125
Pannil praetud kalkunirind scampi kastmega murulauguga 128
Hautatud kalkunikoivad juurviljadega 130
Ürdiga kalkunilihaleib karamelliseeritud sibulaketšupi ja röstitud kapsaviiludega
.... 132
Posole Türkiye 134
Kanaluu puljong 136
Harissa roheline lõhe 140
lõhe 140
Harissa 140
Vürtsikad päevalilleseemned 141
salat 141
Grillitud lõhe marineeritud artišokisüdamesalatiga 144
Röstitud tšiilisalveilõhe rohelise tomatikastmega 146
lõhe 146
Roheline tomatikaste 146
Rösti lõhet ja sparglit Papillote'is sidrunipesto ja sarapuupähklitega 149
Vürtsi hõõrutud lõhe õuna ja seente salsaga 151
Tald Papillote'is koos Julienne Vegetables'iga 154
Kalatacod raketipesto ja suitsulaimikreemiga 156
Tald Mandlikoores 158
Grillitud tursa ja suvikõrvitsa pakid vürtsika mango basiilikukastmega 161
Tursk Rieslingis pestotäidisega tomatitega 163
Grillitud pistaatsia- ja koriandrikoorega tursk maguskartulipüreel 165
Rosmariini mandariini tursk röstitud brokkoliga 167
Karri-tursasalati wrapid marineeritud redisega 169
Röstitud kilttursk sidruni ja apteegitilliga 171
Pekanipähklikoorega snapper remoulaadi ning Okra ja Cajun tomatitega 173
Estragon-tuunikala tartletid avokaado ja sidruni aïoliga 176

Triibuline madal tagine 179
Hiidlest kreveti- ja küüslaugukastmes Soffrito lehtkapsaga 181
Mereandide bouillabaisse 184
Klassikaline krevettide ceviche 187
Kookosekoorega krevettide ja spinati salat 190
Krevetid ceviche ja troopilised kammkarbid 192
Jamaica krevetid avokaadoõliga 194
Scampi krevetid kuivatatud spinati ja Radicchioga 196
Krabisalat avokaado, greibi ja jicamaga 198
Cook Cajun Homaari saba estragoni Aioliga 200
Rannakarbikud safraniga Aïoli 202
Pastinaagi friikartulid 202
Safran Aioli 202
Rannakarbid 202
Praetud kammkarbid peedikastmega 205
Grillitud kammkarbid kurgi tillikastmega 207
Praetud kammkarbid tomati, oliiviõli ja ürdikastmega 210
Kammkarbid ja kaste 210
salat 210
Röstitud köömne lillkapsas apteegitilli ja talisibulaga 212
Tomati- baklažaanikastme tükid kõrvitsaspagettidega 213
Portobello stiilis hautatud seened 215
Röstitud radicchio 217
Röstitud fenkol apelsini vinegretiga 218

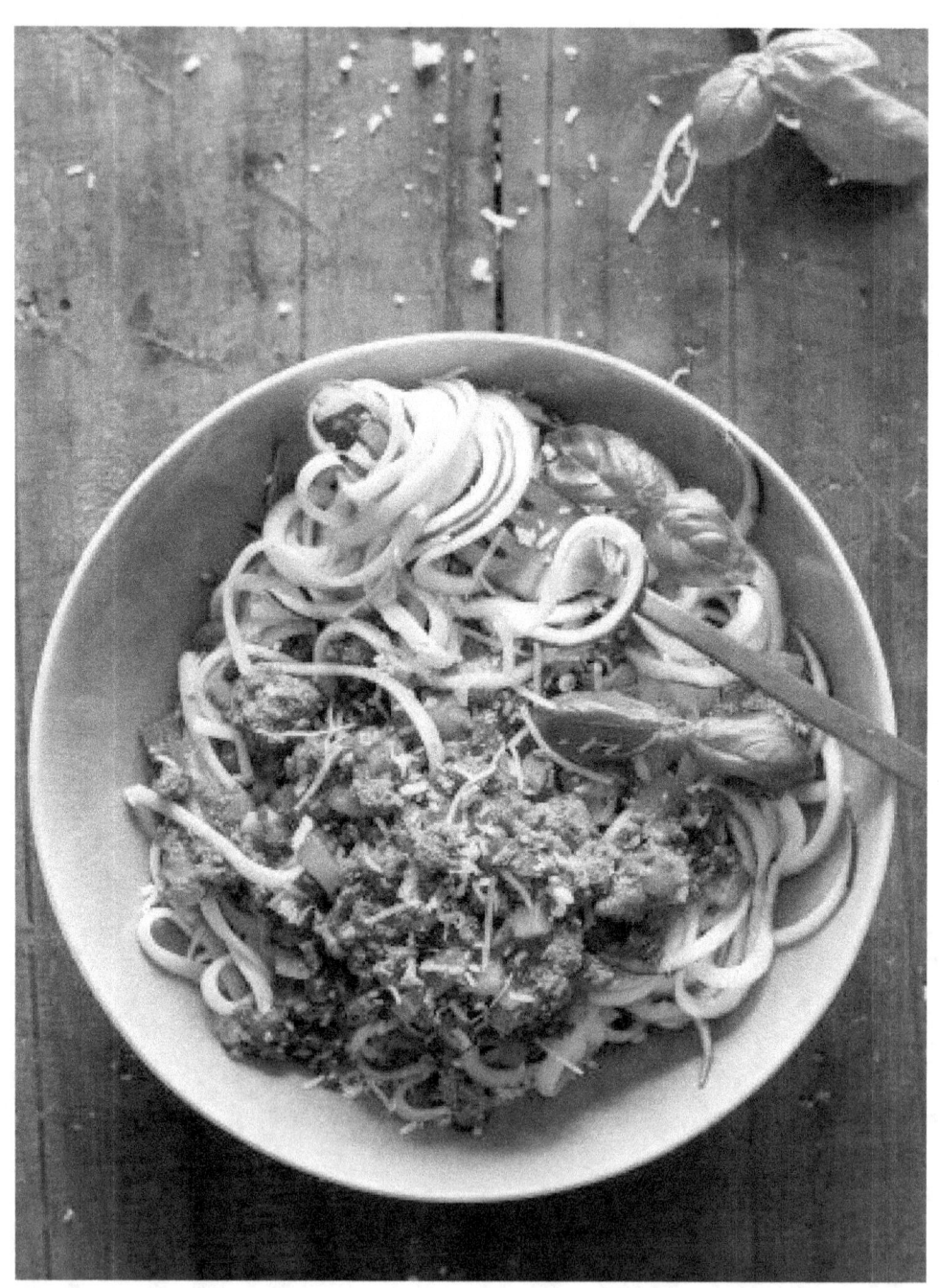

SUITSURIBID ÕUNAKASTME JA SINEPIGA

MÄRG:1 tund puhkust: 15 minutit suitsetamist: 4 tundi küpsetamist: 20 minutit küpsetamist: 4 portsjonitFOTO

RIKKALIK MAITSE JA LIHANE TEKSTUURSUITSURIBIDE PUHUL ON VAJA MIDAGI VÄRSKET JA KRÕMPSUVAT. ENAMUS SOBIB IGA LAKSUGA, KUID APTEEGITILLI LAKS (VTRETSEPTJA FOTOLSIIN), ON ERITI HEA.

RIBID
 8 kuni 10 tükki õuna- või pähklipuitu
 Seafilee karbonaad 3 kuni 3½ naela
 ¼ tassi suitsutatud maitseainet (vtretsept)

KASTE
 1 keskmiselt kerkinud õun, kooritud, puhastatud südamikust ja õhukesteks viiludeks
 ¼ tassi hakitud sibulat
 ¼ tassi vett
 ¼ tassi siidri äädikat
 2 spl Dijoni stiilis sinepit (vtretsept)
 2-3 supilusikatäit vett

1. Leota palke vähemalt 1 tund enne suitsetamist nii palju vett, et need oleksid kaetud. Enne kasutamist kurnata. Lõika ribidelt ära nähtav rasv. Vajadusel koorige õhuke membraan ribide tagaküljelt. Asetage ribid suurde madalasse pannile. Puista ühtlaselt suitsutatud maitseainega; hõõruge sõrmedega. Lase 15 minutit toatemperatuuril seista.

2. Asetage eelsoojendatud söed, nõrutatud palgid ja veepann vastavalt tootja juhistele suitsuahju. Valage vesi pannile. Aseta ribid, kondiga pool allpool, veepanni kohale restile. (Või asetage ribid restile; asetage ribid restile.) Katke ja suitsutage 2 tundi. Suitsutamise ajal hoidke suitsuahjus temperatuuri umbes 225 °F. Temperatuuri ja niiskuse säilitamiseks lisage vajadusel rohkem sütt ja vett.

3. Samal ajal sega mopikastme jaoks väikeses kastrulis õunaviilud, sibul ja 1/4 tassi vett. Lase keema tõusta; vähendada kuumust. Hauta kaane all 10–12 minutit või kuni õunaviilud on väga pehmed, aeg-ajalt segades. Jahutage veidi; tõsta nõrutamata õun ja sibul köögikombaini või blenderisse. Kata ja blenderda või blenderda ühtlaseks. Tõsta püree kastrulisse tagasi. Sega äädikas ja Dijoni sinep. Keeda keskmisel-madalal kuumusel 5 minutit, aeg-ajalt segades. Lisa 2-3 supilusikatäit vett (vajadusel rohkemgi), et kaste oleks vinegreti konsistentsiga. Jaga kaste kolmeks osaks.

4. 2 tunni pärast pintselda ribisid rohkelt ühe kolmandiku mopikastmega. Katke ja suitsutage veel 1 tund. Pintselda uuesti veel kolmandiku mopikastmega. Mähi iga ribiplaat raskesse fooliumisse ja aseta ribid tagasi suitsuahjule, vajadusel üksteise peale virna. Katke ja suitsetage veel 1–1 1/2 tundi või kuni ribid on pehmed. *

5. Keera ribid lahti ja pintselda neid ülejäänud kolmandiku mopikastmega. Serveerimiseks viiluta ribid kontide vahel.

* Näpunäide: ribide õrnuse testimiseks eemaldage ettevaatlikult ühelt ribiplaadilt foolium. Tõstke plaat tangidega üles, hoides plaati plaadi ülemisest veerandist. Pöörake ribiplaat ümber nii, et lihane pool jääks alla. Kui ribid on õrnad, peaks plaat selle ülesvõtmisel lagunema. Kui see pole pehme, mähkige uuesti fooliumisse ja jätkake suitsutamist, kuni see on pehme.

KÜPSETATUD GRILLITUD SEARIBID VÄRSKE ANANASSIGA

ETTEVALMISTUS:20 minutit keetmist: 8 minutit keetmist: 1 tund ja 15 minutit: 4 portsjonit

MAALÄHEDASED SEALIHAKOTLETID ON LIHAKAD,ODAV JA ÕIGEL TÖÖTLEMISEL, NÄITEKS HAUTAMISEL JA GRILLKASTMES KEEDETUNA, MUUTUB SEE PEHMEKS JA SULAVAKS.

2 naela maalähedast kondita searibi
¼ tl musta pipart
1 supilusikatäis rafineeritud kookosõli
½ tassi värsket apelsinimahla
1 1/2 tassi grillkastet (vt<u>retsept</u>)
3 tassi hakitud rohelist ja/või punast kapsast
1 tass hakitud porgandit
2 tassi peeneks hakitud ananassi
⅓ tassi heledat tsitruseliste vinegretti (vt<u>retsept</u>)
BBQ-kaste (vt<u>retsept</u>) (valikuline)

1. Kuumuta ahi temperatuurini 350 ° F. Puista sealiha pipraga. Kuumuta eriti suurel pannil kookosõli keskmisel-kõrgel kuumusel. Lisa searibid; küpseta 8–10 minutit või kuni see on pruunistunud, keerates ühtlaselt. Asetage lühikesed ribid 3-kvartisse ristkülikukujulisse ahjuvormi.

2. Kastme jaoks lisage pannile apelsinimahl, segades pruunistunud tükke. Sega sisse 1 1/2 tassi grillkastet. Vala kaste ribidele. Keera ribisid, et need kastmega katta (vajadusel kasuta kondiitripintslit, et kaste

ribidele üle pintseldada). Kata pann tihedalt alumiiniumfooliumiga.

3. Küpseta ribisid 1 tund. Eemalda foolium ja pintselda ribid röstimispannilt kastmega. Küpseta veel umbes 15 minutit või kuni ribid on pehmed ja pruunid ning kaste on veidi paksenenud.

4. Vahepeal sega ananassilõigu jaoks kokku kapsas, porgand, ananass ja Bright Citrus Vinaigrette. Kata ja jahuta kuni serveerimiseks valmis.

5. Serveeri ribi slaw ja soovi korral veel grillkastmega.

VÜRTSIKAS SEALIHA GULJAŠŠ

ETTEVALMISTUS:20 minutit küpsetamiseks: 40 minutit valmistamiseks: 6 portsjonit

SEDA UNGARI STIILIS HAUTIST SERVEERITAKSEKRÕBEDA JA VÄRSKELT NÄRBUNUD KAPSAPEENRAL AINULAADSEKS ROAKS. PURUSTA KÖÖMNED UHMRIS JA UHMRIS, KUI SUL ON. KUI EI, SIIS PURUSTAGE NEED KOKANOA LAIEMA KÜLJE ALL, VAJUTADES NUGA ÕRNALT RUSIKAGA ALLA.

GULJAŠŠ
- 1 1/2 naela jahvatatud sealiha
- 2 tassi hakitud punast, oranži ja/või kollast paprikat
- ¾ tassi peeneks hakitud punast sibulat
- 1 väike värske punane paprika, seemnetest puhastatud ja peeneks hakitud (vt jootraha)
- 4 tl suitsutatud maitseainet (vt retsept)
- 1 tl köömneid, purustatud
- ¼ tl jahvatatud majoraani või pune
- 1 14 untsi tassi soolamata kuubikuteks lõigatud tomateid, nõrutamata
- 2 supilusikatäit punase veini äädikat
- 1 spl peeneks hakitud sidrunikoort
- ⅓ tassi hakitud värsket peterselli

KAPSAS
- 2 supilusikatäit oliiviõli
- 1 keskmine sibul, viilutatud

1 roheline või punane kapsas, südamikust puhastatud ja õhukesteks viiludeks lõigatud

1. Guljašši jaoks küpseta suures Hollandi ahjus sealiha, paprikat ja sibulat keskmisel-kõrgel kuumusel 8–10 minutit või kuni sealiha pole enam roosa ja köögiviljad on krõbedad, ning hoia puuplaadiga segades. lusikas liha purustamiseks. Nõruta rasv. Vähendage kuumust madalaks; lisa punase pipra helbed, suitsumaitseaine, köömned ja majoraan. Katke ja küpseta 10 minutit. Lisa nõrutamata tomatid ja äädikas. Lase keema tõusta; vähendada kuumust. Hauta kaane all 20 minutit.

2. Samal ajal kuumuta kapsa jaoks eriti suurel pannil keskmisel kuumusel õli. Lisa sibul ja küpseta, kuni see on pehme, umbes 2 minutit. Lisa kapsas; sega kokku. Vähendage kuumust madalaks. Küpseta umbes 8 minutit või kuni kapsas on pehme, aeg-ajalt segades.

3. Serveerimiseks tõsta taldrikule osa kapsasegust. Tõsta peale guljašš ning puista peale sidrunikoor ja petersell.

ITAALIA MARINARA VORSTILIHAPALLID VIILUTATUD APTEEGITILLI JA PRAETUD SIBULAGA

ETTEVALMISTUS:30 minutit küpsetusaeg: 30 minutit küpsetusaeg: 40 minutit küpsetusaeg: 4 kuni 6 portsjonit

SEE RETSEPT ON HARULDANE NÄIDEKONSERVEERITUD TOOTEST, MIS TÖÖTAB SAMA HÄSTI, KUI MITTE PAREMINI, KUI VÄRSKE VERSIOON. KUI TEIL POLE VÄGA-VÄGA KÜPSEID TOMATEID, EI SAA TE VÄRSKETEST TOMATITEST NII HEAD TEKSTUURI KUI KONSERVTOMATEID KASUTADES. LIHTSALT VEENDUGE, ET KASUTATE TOODET, MIS ON SOOLAVABA JA MIS VEELGI PAREM, ORGAANILINE.

LIHAPALLID
2 suurt muna
½ tassi mandlijahu
8 küüslauguküünt, hakitud
6 supilusikatäit kuiva valget veini
1 supilusikatäis paprikat
2 tl musta pipart
1 tl apteegitilli seemneid, kergelt purustatud
1 tl kuivatatud pune, hakitud
1 tl kuivatatud tüümiani, hakitud
¼ kuni ½ tl Cayenne'i pipart
1 1/2 naela jahvatatud sealiha

MARINARA
2 supilusikatäit oliiviõli

2 15-untsi purki purustatud tomateid ilma soolata või üks 28-untsine purk purustatud tomateid ilma soolata

½ tassi hakitud värsket basiilikut

3 keskmist fenkoli, poolitatud, puhastatud südamikust ja õhukesteks viiludeks

1 suur magus sibul poolitatuna ja õhukesteks viiludeks

1. Kuumuta ahi temperatuurini 375 ° F. Vooderda suur ääristatud küpsetusplaat küpsetuspaberiga; kõrvale panema. Vahusta suures kausis munad, mandlijahu, 6 hakitud küüslauguküünt, 3 spl veini, paprika, 1 1/2 teelusikatäit musta pipart, apteegitilli seemned, pune, tüümian ja Cayenne'i pipar. Lisa sealiha; sega hästi. Vormi sealihasegust 1 1/2-tollised pätsikesed (peaks olema umbes 24 pätsi); laota ühe kihina ettevalmistatud ahjuplaadile. Küpseta umbes 30 minutit või kuni see on kergelt pruunistunud, keerates küpsetamise ajal üks kord.

2. Samal ajal kuumuta marinara kastme jaoks 4-6-liitrises Hollandi ahjus 1 spl oliiviõli. Lisa ülejäänud 2 hakitud küüslauguküünt; küpseta umbes 1 minut või kuni hakkab pruunistuma. Lisa kiiresti ülejäänud 3 spl veini, purustatud tomatid ja basiilik. Lase keema tõusta; vähendada kuumust. Hauta kaaneta 5 minutit. Viska küpsenud lihapallid ettevaatlikult marinara kastmesse. Kata kaanega ja hauta 25-30 minutit.

3. Samal ajal kuumuta suurel pannil keskmisel kuumusel ülejäänud 1 spl oliiviõli. Sega sisse viiludeks lõigatud apteegitill ja sibul. Küpsetage sageli segades 8–10 minutit või kuni see on pehme ja kergelt pruunistunud. Maitsesta ülejäänud 1/2 tl musta

pipraga. Serveeri lihapallid ja marinara kaste hautatud apteegitilli ja sibulaga.

SEALIHAGA TÄIDETUD KABATŠOKIPAADID BASIILIKU JA SEEDERMÄNNISEEMNETEGA

ETTEVALMISTUS: 20 minutit küpsetamist: 22 minutit küpsetamist: 20 minutit: 4 portsjonit

LASTELE MEELDIB SEE LÕBUS ROOG SÜÜAÕÕNESTATUD SUVIKÕRVITSAST, MIS ON TÄIDETUD SEAHAKKLIHA, TOMATI JA PAPRIKAGA. SOOVI KORRAL LISA 3 SUPILUSIKATÄIT BASIILIKUPESTOT (VT RETSEPT) VÄRSKE BASIILIKU, PETERSELLI JA PIINIASEEMNETE ASEMEL.

2 keskmist suvikõrvitsat

1 supilusikatäis ekstra neitsioliiviõli

12 oz jahvatatud sealiha

¾ tassi hakitud sibulat

2 küüslauguküünt, hakitud

1 tass hakitud tomateid

⅔ tassi peeneks hakitud kollast või oranži paprikat

1 tl apteegitilli seemneid, kergelt purustatud

½ tl purustatud punast pipart

¼ tassi hakitud värsket basiilikut

3 supilusikatäit hakitud värsket peterselli

2 supilusikatäit piinia pähkleid, röstitud (vt jootraha) ja jämedalt hakitud

1 tl peeneks hakitud sidrunikoort

1. Kuumuta ahi temperatuurini 350 ° F. Lõika suvikõrvits pikuti pooleks ja kraabi keskelt ettevaatlikult alla, jättes alles ¼-tollise paksuse kesta. Haki suvikõrvitsa viljaliha jämedalt ja tõsta kõrvale. Laota

suvikõrvitsapoolikud, lõikepool üleval, fooliumiga kaetud ahjuplaadile.

2. Täidise jaoks kuumuta suurel pannil oliiviõli keskmisel-kõrgel kuumusel. Lisa sealiha; küpseta, kuni see ei ole enam roosa, segades puulusikaga, et liha laguneks. Nõruta rasv. Vähenda kuumust keskmisele. Lisa kabatšoki viljaliha, sibul ja küüslauk; küpseta ja sega umbes 8 minutit või kuni sibul on pehme. Sega hulka tomatid, paprika, apteegitilli seemned ja purustatud punane pipar. Küpseta umbes 10 minutit või kuni tomatid on pehmed ja hakkavad lagunema. Tõsta pann tulelt. Lisa basiilik, petersell, piiniapähklid ja sidrunikoor. Jaga täidis suvikõrvitsakestade vahel, lao kergelt virna.

ANANASSIKARRI SEALIHA NUUDLIKAUSID KOOKOSPIIMA JA ÜRTIDEGA

ETTEVALMISTUS:30 minutit keetmist: 15 minutit keetmist: 40 minutit 4 portsjoni jaoksFOTO

1 suur spagetikõrvits
2 supilusikatäit rafineeritud kookosõli
1 nael jahvatatud sealiha
2 supilusikatäit peeneks hakitud šalottsibulat
2 supilusikatäit värsket laimimahla
1 supilusikatäis värsket hakitud ingverit
6 küüslauguküünt, hakitud
1 spl hakitud sidrunheina
1 spl Tai stiilis punast karripulbrit ilma soolata
1 tass hakitud punast pipart
1 tass hakitud sibulat
½ tassi porgandit lõigatud julienne ribadeks
1 baby bok choy, viilutatud (3 tassi)
1 tass viilutatud värskeid nööbeseeni
1 või 2 Tai tšillit õhukesteks viiludeks (vt jootraha)
1 13,5-untsi purk naturaalset kookospiima (nt Nature's Way)
½ tassi kana kondipuljongit (vt retsept) või kanapuljong ilma soolata
¼ tassi värsket ananassimahla

3 supilusikatäit soolata india pähklivõid, millele pole lisatud õli

1 tass kuubikuteks lõigatud värsket ananassi, kuubikuteks

Laimi viilud

Värske koriander, piparmünt ja/või Tai basiilik

Tükeldatud röstitud india pähklid

1. Kuumuta ahi temperatuurini 400 ° F. Mikrolaineahjus spagettikõrvits 3 minutit. Lõika kõrvits ettevaatlikult pikuti pooleks ja kraabi seemned välja. Hõõru 1 supilusikatäis kookosõli kõrvitsa lõigatud külgedele. Aseta kõrvitsapoolikud, lõikeküljed allapoole, ahjuplaadile. Küpseta 40–50 minutit või kuni kõrvitsa saab noaga hõlpsalt läbi torgata. Kasutades kahvli piid, kraapige viljaliha kestadest ja hoidke soojas kuni serveerimiseni.

2. Vahepeal sega keskmises kausis sealiha, šalottsibul, laimimahl, ingver, küüslauk, sidrunhein ja karripulber; sega hästi. Kuumuta eriti suurel pannil ülejäänud supilusikatäis kookosõli keskmisel-kõrgel kuumusel. Lisa sealiha segu; küpseta, kuni see ei ole enam roosa, segades puulusikaga, et liha laguneks. Lisage paprika, sibul ja porgand; küpseta ja sega umbes 3 minutit või kuni köögiviljad on krõbedad ja pehmed. Sega juurde bok choy, seened, tšilli, kookospiim, kanalihapuljong, ananassimahl ja india pähklivõi. Lase keema tõusta; vähendada kuumust. Lisa ananass; hauta kaaneta kuni läbikuumenemiseni.

3. Serveerimiseks jaga spagetikõrvits nelja kausi vahel. Vala sealiha karri kõrvitsale. Serveeri laimiviilude, ürtide ja india pähklitega.

VÜRTSIKAD GRILLITUD SEALIHAKOTLETID VÜRTSIKA KURGISALATIGA

ETTEVALMISTUS:Grilli 30 minutit: 10 minutit puhkust: 10 minutit: 4 portsjonit

KRÕMPSUV KURGISALATVÄRSKE PIPARMÜNDIGA MAITSESTATUD ON SEE VÄRSKENDAV JA VÄRSKENDAV TÄIENDUS VÜRTSIKATELE SEALIHABURGERITELE.

⅓ tassi oliiviõli

¼ tassi hakitud värsket piparmünti

3 supilusikatäit valge veini äädikat

8 küüslauguküünt, hakitud

¼ tl musta pipart

2 keskmist kurki, õhukeselt viilutatud

1 väike sibul, peeneks viilutatud (umbes ½ tassi)

1¼ kuni 1½ naela jahvatatud sealiha

¼ tassi hakitud värsket koriandrit

1 või 2 keskmist värsket jalapeño või serrano paprikat, seemnetest puhastatud (soovi korral) ja peeneks hakitud (vtjootraha)

2 keskmist magusat punast paprikat, seemnetest puhastatud ja neljaks lõigatud

2 tl oliiviõli

1. Vahusta suures kausis ⅓ tassi oliiviõli, piparmünt, äädikat, 2 hakitud küüslauguküünt ja musta pipart. Lisa viilutatud kurgid ja sibul. Segage, kuni see on hästi kaetud. Katke ja laske jahtuda, kuni olete serveerimiseks valmis, segades üks või kaks korda.

2. Sega suures kausis sealiha, koriander, punase pipra helbed ja ülejäänud 6 hakitud küüslauguküünt. Vormi neli ¾ tolli paksust pätsi. Pintselda pipraveerandi kergelt 2 tl oliiviõliga.

3. Söe- või gaasigrilli jaoks asetage pätsikesed ja paprikaveerandid otse keskmisele kuumusele. Katke ja grillige, kuni sealihakotlettide külgedele sisestatud kiirloetav termomeeter registreerib temperatuuri 160 °F ning pipraterad on pehmed ja kergelt söestunud, muutes pätsikesed ja pipraterad poole küpsetamise ajal ümber. Oodake lihapallide puhul 10–12 minutit ja pipraterade puhul 8–10 minutit.

4. Kui paprikaveerandid on küpsed, mähkige need täielikult katmiseks alumiiniumfooliumi. Laske seista umbes 10 minutit või kuni see on käsitsemiseks piisavalt jahtunud. Terava noa abil eemaldage pipranahad ettevaatlikult. Viiluta paprikaveerandid pikuti õhukeselt.

5. Serveerimiseks viska kurgisalat ja lusikaga ühtlaselt neljale suurele serveerimisnõule. Lisa igale roale sealihakotlet. Lao punase pipra viilud ühtlaselt pätsikeste peale.

SUVIKÕRVITSA KOOREGA PITSA PÄIKESEKUIVATATUD TOMATI PESTO MAGUSA PAPRIKA JA ITAALIA VORSTIGA

ETTEVALMISTUS:30 minutit keetmist: 15 minutit küpsetamist: 30 minutit: 4 portsjonit

SEE ON NOA JA KAHVLIGA PITSA.KINDLASTI SURUGE VORST JA PEPPERONI KERGELT PESTOGA KAETUD KOORE SISSE, ET LISANDID JÄÄKSID PIISAVALT KOKKU, ET PITSA SAAKS KOHE LÄBI LÕIGATA.

- 2 supilusikatäit oliiviõli
- 1 spl peeneks hakitud mandleid
- 1 suur muna, kergelt lahti klopitud
- ½ tassi mandlijahu
- 1 spl hakitud värsket pune
- ¼ tl musta pipart
- 3 küüslauguküünt, hakitud
- 3½ tassi hakitud suvikõrvitsat (2 keskmist)
- Itaalia vorst (vt retsept, all)
- 1 supilusikatäis ekstra neitsioliiviõli
- 1 paprika (kollane, punane või pool mõlemast), puhastatud seemnetest ja lõigatud väga õhukesteks ribadeks
- 1 väike sibul, õhukeselt viilutatud
- Kuivatatud tomati pesto (vt retsept, all)

1. Kuumuta ahi temperatuurini 425 ° F. Pintselda 12-tolline pitsapann 2 spl oliiviõliga. Puista peale jahvatatud mandleid; kõrvale panema.

2. Kooriku jaoks sega suures kausis muna, mandlijahu, pune, must pipar ja küüslauk. Asetage tükeldatud suvikõrvits puhta rätiku või marli sisse. Pakkige tihedalt kinni

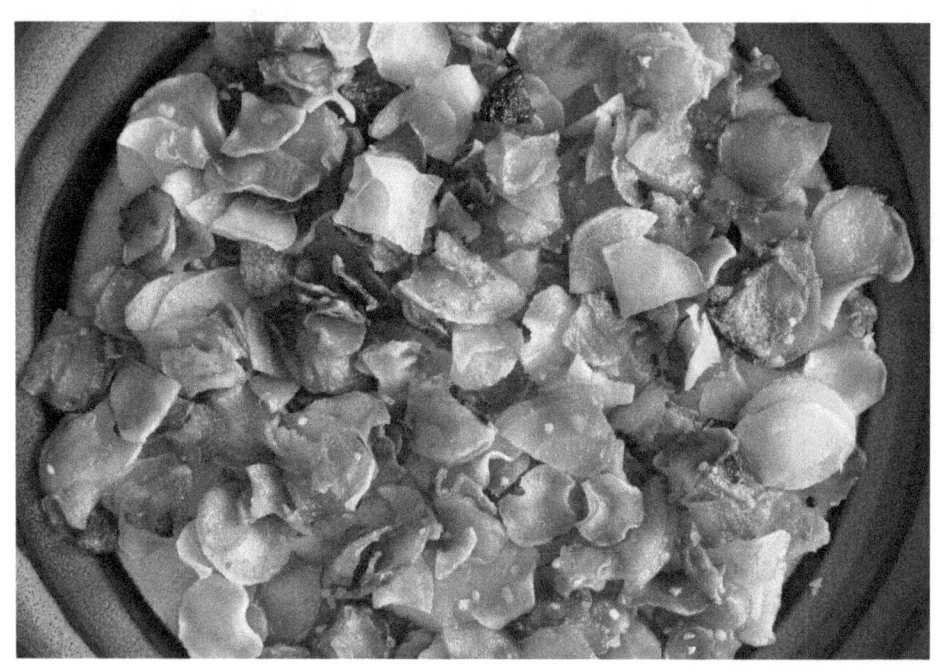

SUITSUTATUD LAMBAKOIBA SIDRUNI JA KORIANDRIGA GRILLITUD SPARGLIGA

MÄRG:30 minutit valmistamist: 20 minutit grillitud: 45 minutit puhkamist: 10 minutit 6–8 portsjoni valmistamiseks

SEE ROOG ON LIHTNE, KUID ELEGANTNEKAKS KOOSTISOSA, MIS KEVADEL MÄNGU TULEVAD: LAMBALIHA JA SPARGEL. KORIANDRISEEMNETE RÖSTIMINE TOOB ESILE NENDE SOOJA, MAALÄHEDASE, KERGELT VÜRTSIKA MAITSE.

- 1 tass hikkori puiduhakke
- 2 supilusikatäit koriandri seemneid
- 2 supilusikatäit peeneks hakitud sidrunikoort
- 1 ja pool teelusikatäit musta pipart
- 2 spl hakitud värsket tüümiani
- 1 kondita lambajalg 2–3 naela
- 2 kimp värsket sparglit
- 1 supilusikatäis oliiviõli
- ¼ tl musta pipart
- 1 sidrun, lõigatud neljandikku

1. Vähemalt 30 minutit enne suitsetamist kasta hikkorilaastud kaussi nii palju vette, et need oleksid kaetud; kõrvale panema. Samal ajal röstige väikesel pannil koriandriseemneid keskmisel kuumusel umbes 2 minutit või kuni need muutuvad lõhnavaks ja särisevad, sageli segades. Eemaldage pannilt seemned; lase jahtuda. Kui seemned on jahtunud, purusta need uhmris jämedalt (või aseta seemned

lõikelauale ja purusta puulusika seljaga). Segage väikeses kausis purustatud koriandriseemned, sidrunikoor, 1 1/2 teelusikatäit pipart ja tüümian; kõrvale panema.

2. Eemaldage lambaprae võrk, kui see on olemas. Tööpinnal avage praad rasvane pool allapoole. Puista pool vürtsisegust lihale; hõõruge sõrmedega. Rulli praad kokku ja seo 4-6 100% puuvillase kööginööriga kinni. Puista ülejäänud vürtsisegu rösti välisküljele, vajutades kergelt kinni.

3. Söegrilli jaoks aseta tilgapanni ümber keskmiselt kuumad söed. Proovige pannil keskmist kuumust. Puista söe peale nõrutatud puiduhake. Aseta lambapraad restile tilgapanni kohale. Katke ja suitsutage 40-50 minutit keskmisel kuumusel (145 °F). (Gaasigrillil eelsoojendage grill. Alandage kuumust keskmisele. Reguleerige kaudseks küpsetamiseks. Suitsutage ülaltoodud viisil, välja arvatud juhul, kui lisage kuivendatud puiduhake vastavalt tootja juhistele.) Kata röst fooliumiga. Enne viilutamist laske 10 minutit puhata.

4. Vahepeal lõika spargli puitunud otsad ära. Viska suures kausis spargel koos oliiviõli ja ¼ teelusikatäie pipraga. Paigutage spargel grilli välisservade ümber, otse söe kohale ja risti grilliga. Katke ja grillige 5–6 minutit, kuni see on pehme ja krõbe. Pigista sparglile sidruniviilud.

5. Eemalda lambapraedelt nöör ja viiluta liha õhukesteks viiludeks. Serveeri liha grillitud spargliga.

LAMBAHAUTIS SELLERIJUURE SPAGETTIDEGA

ETTEVALMISTUS:30 minutit keetmist: 1 tund ja 30 minutit 6 portsjoni jaoks

SELLERI JUUR NÄEB VÄLJA TÄIESTI ERINEVSELLES HAUTIS KUI LAMB HOT POTIS (VT<u>RETSEPT</u>). MANDOLIINI VIILUTAJAT KASUTATAKSE MAGUSA PÄHKLIMAITSELISE JUURE VÄGA ÕHUKESTE RIBADE LOOMISEKS. "NUUDLID" HAUTUVAD HAUTISES PEHMEKS.

- 2 tl sidruniürdikastet (vt<u>retsept</u>)
- 1 1/2 naela hautatud lambaliha, lõigatud 1-tollisteks kuubikuteks
- 2 supilusikatäit oliiviõli
- 2 tassi hakitud sibulat
- 1 tass hakitud porgandit
- 1 tass tükeldatud kaalikat
- 1 supilusikatäis hakitud küüslauku (6 nelki)
- 2 supilusikatäit tomatipastat ilma soolata
- ½ tassi kuiva punast veini
- 4 tassi veiselihapuljongit (vt<u>retsept</u>) või lihapuljongit ilma soolata
- 1 loorberileht
- 2 tassi 1-tollist kuubikuteks lõigatud squashit
- 1 tass kuubikuteks lõigatud baklažaani
- 1 kilo sellerijuurt, kooritud
- Hakitud värske petersell

1. Kuumuta ahi temperatuurini 250 ° F. Puista lambalihale ühtlaselt ürdikaste. Viska õrnalt katteks.

Kuumutage 6–8-liitrist Hollandi ahju keskmisel kõrgel kuumusel. Lisa 1 supilusikatäis oliiviõli ja pool Hollandi ahjus maitsestatud lambaliha. Pruunista liha keevas õlis igast küljest; tõsta pruunistatud liha taldrikule ja korda ülejäänud lambaliha ja oliiviõliga. Vähenda kuumust keskmisele.

2. Lisa potti sibul, porgand ja kaalikas. Küpseta ja segage köögivilju 4 minutit; lisa küüslauk ja tomatipasta ning küpseta veel 1 minut. Lisa punane vein, veiselihapuljong, loorberileht ja konserveeritud veiseliha ning kõik potti kogunenud mahlad. Kuumuta segu keemiseni. Katke ja asetage Hollandi ahi eelsoojendatud ahju. Küpseta 1 tund. Sega kõrvits ja baklažaan. Pane uuesti ahju ja küpseta veel 30 minutit.

3. Kui hautis on ahjus, viiluta mandoliiniga sellerijuur õhukeselt. Lõika juurselleri viilud ½ tolli laiusteks ribadeks. (Sul peaks olema umbes 4 tassi.) Sega sellerijuure ribad hautisesse. Hauta umbes 10 minutit või kuni pehme. Enne hautise serveerimist eemaldage ja visake loorberileht ära. Puista iga portsjon peale hakitud peterselli.

PRANTSUSE LAMBALIHAKOTLETID GRANAATÕUNACHUTNEY JA DATLITEGA

ETTEVALMISTUS:10 minutit küpsetamist: 18 minutit jahutamist: 10 minutit: 4 portsjonit

MÕISTE "PRANTSUSE KEEL" VIITAB RIBILEMILLEST ON TERAVA KOORIMISNOAGA EEMALDATUD RASV, LIHA JA SIDEKUDE. SEE ON ATRAKTIIVNE ESITLUS. PALUGE SEDA TEHA OMA LIHUNIKUL VÕI SAATE SEDA ISE TEHA.

TSATNID
  ½ tassi magustamata granaatõunamahla
  1 supilusikatäis värsket sidrunimahla
  1 šalottsibul, kooritud ja lõigatud õhukesteks rõngasteks
  1 tl peeneks hakitud apelsinikoort
  ⅓ tassi hakitud Medjooli datleid
  ¼ tl hakitud punast pipart
  ¼ tassi granaatõunaarilli *
  1 supilusikatäis oliiviõli
  1 spl hakitud värsket itaalia peterselli (lamedad lehed)

LAMBA RIBID
  2 supilusikatäit oliiviõli
  8 prantsuse lambalihakotlette

  1. Chutney jaoks sega väikeses kastrulis granaatõunamahl, sidrunimahl ja šalottsibul. Lase keema tõusta; vähendada kuumust. Hauta kaaneta 2 minutit. Lisa apelsinikoor, datlid ja purustatud punane pipar. Lase jahtuda, umbes 10 minutit. Segage

granaatõunaarillid, 1 spl oliiviõli ja petersell. Tõsta serveerimiseks toatemperatuurile kõrvale.

2. Ribide jaoks kuumuta suurel pannil keskmisel kuumusel 2 spl oliiviõli. Partiidena töötades lisage pannile lühikesed ribid ja küpsetage 6–8 minutit keskmisel kuumusel (145 °F), keerates üks kord. Top karbonaad chutneyga.

*Märkus. Värsked granaatõunad ja nende seemned või seemned on saadaval oktoobrist veebruarini. Kui te neid ei leia, kasutage chutneyle krõmpsu lisamiseks magustamata kuivi seemneid.

CHIMICHURRI LAMBAFILEE KOTLETID PRAETUD RADICCHIO SUPIGA

ETTEVALMISTUS:30 minutit marineerimist: 20 minutit keetmist: 20 minutit: 4 portsjonit

ARGENTINAS ON CHIMICHURRI KÕIGE POPULAARSEM MAITSEAINEKAASAS SELLE RIIGI TUNTUD GAUCHO-STIILIS GRILLPRAAD. VARIATSIOONE ON PALJU, KUID PAKS ÜRDIKASTE ON TAVALISELT EHITATUD PETERSELLI, KORIANDRI VÕI PUNE, ŠALOTTSIBULA JA/VÕI KÜÜSLAUGU, PURUSTATUD PUNASE PIPRA, OLIIVIÕLI JA PUNASE VEINI ÄÄDIKA ÜMBER. SEE SOBIB SUUREPÄRASELT GRILLITUD LIHALE, KUID SAMA HÄSTI RÖSTITUD VÕI PANNIL RÖSTITUD LAMBALIHA, KANA JA SEALIHAGA.

8 lambaliha karbonaad, lõigatud 1 tolli paksusteks
½ tassi chimichurri kastet (vt_retsept_)
2 supilusikatäit oliiviõli
1 magus sibul, poolitatud ja viilutatud
1 tl purustatud köömneid*
1 küüslauguküüs, hakitud
1 pea radicchio, puhastada südamikust ja lõigata õhukesteks ribadeks
1 spl palsamiäädikat

1. Asetage lambaliha kotletid eriti suurde kaussi. Nirista peale 2 spl Chimichurri kastet. Hõõruge sõrmede abil kastmega iga karbonaadi pind. Lase karbonaadil 20 minutit toatemperatuuril marineerida.

2. Samal ajal kuumutage praetud radicchio jaoks eriti suurel pannil 1 supilusikatäis oliiviõli. Lisa sibul, köömned ja küüslauk; küpseta 6–7 minutit või kuni sibul pehmeneb, sageli segades. Lisa radicchio; küpseta 1 kuni 2 minutit või kuni radicchio on veidi närbunud. Tõsta rätik suurde kaussi. Lisage palsamiäädikas ja segage hästi. Kata ja hoia soojas.

3. Puhastage pann. Lisa pannile ülejäänud 1 spl oliiviõli ja kuumuta keskmisel-kõrgel kuumusel. Lisa lambaliha; vähenda kuumust keskmisele tasemele. Küpseta 9–11 minutit või kuni soovitud küpsuseni, keerates karbonaad aeg-ajalt tangidega.

4. Serveeri ribi slaw ja ülejäänud chimichurri kastmega.

*Märkus: köömnete purustamiseks kasuta uhmrit ja nuia või aseta seemned lõikelauale ja purusta need kokanoaga.

ANCHO JA SALVEI HÕÕRUTUD LAMBALIHA KOTLETID BATAADI KODUJUUSTU JA PORGANDIGA

ETTEVALMISTUS: 12 minutit külmas: 1 kuni 2 tundi grill: 6 minutit tagasi: 4 portsjonit

LAMBAKOTLETTE ON KOLME TÜÜPI. PAKSUD, LIHAKAD SELJAKOTLETID NÄEVAD VÄLJA NAGU VÄIKESED T-KONDIGA PIHVID. RIBID, MIDA SIIN NIMETATAKSE, LUUAKSE LAMBALIHA LUUDE VAHELT LÕIKAMISEL. NAD ON VÄGA ÕRNAD JA NENDE KÜLJEL ON ATRAKTIIVNE PIKK LUU. NEID SERVEERITAKSE SAGELI PANNIL VÕI GRILLITULT. ODAVAD ÕLARIBID ON PISUT RASVASEMAD JA VÄHEM ÕRNAD KUI TEISED KAKS TÜÜPI. PARIM ON NEID PRUUNISTADA JA SEEJÄREL VEINI, PULJONGI JA TOMATITE VÕI NENDE KOMBINATSIOONIGA HAUTADA.

- 3 keskmist porgandit, jämedalt hakitud
- 2 väikest maguskartulit, julieneeritud* või jämedalt hakitud
- ½ tassi paleo majoneesid (vt retsept)
- 2 supilusikatäit värsket sidrunimahla
- 2 tl Dijoni stiilis sinepit (vt retsept)
- 2 spl hakitud värsket peterselli
- ½ tl musta pipart
- 8 lambaliha karbonaadi, lõigatud ½ kuni 3/4 tolli paksuseks
- 2 spl hakitud värsket salvei või 2 tl kuivatatud, purustatud salvei
- 2 tl jahvatatud anšo pipart

½ tl küüslaugupulbrit

1. Remulaadi jaoks sega keskmises kausis porgand ja bataat. Sega väikeses kausis Paleo Mayo, sidrunimahl, Dijoni sinep, petersell ja must pipar. Vala peale porgand ja bataat; viska mantlile. Katke ja jahutage 1 kuni 2 tundi.

2. Samal ajal segage väikeses kausis salvei, ancho chili ja küüslaugupulber. Hõõru vürtsiseguga lambakotletid.

3. Söe- või gaasigrilli jaoks asetage lambaliha restile otse keskmisele kuumusele. Katke ja grillige 6 kuni 8 minutit, kui see on keskmine (145 ° F) või 10 kuni 12 minutit keskmise (150 ° F), keerates seda poole küpsetamise ajal.

4. Serveeri lambalihakotlette koos remulaadiga.

*Märkus: bataadi lõikamiseks kasutage julienne ribaga mandoliini.

LAMBAKOTLETID SALOTTSIBULA, PIPARMÜNDI JA PUNEGA

ETTEVALMISTUS:20 minutit marineerimist: 1 kuni 24 tundi röstimist: 40 minutit grillimist: 12 minutit 4 portsjoni jaoks

NAGU ENAMIKU MARINEERITUD LIHA PUHUL,MIDA KAUEM LASETE ÜRDIL ENNE KÜPSETAMIST LAMBAKARBONAADI SISSE HÕÕRUDA, SEDA MAITSVAMAD NEED ON. SELLEL REEGLIL ON ÜKS ERAND, MILLEKS ON MARINAADI KASUTAMINE, MIS SISALDAB VÄGA HAPPELISI KOOSTISOSI, NAGU TSITRUSVILJADE MAHL, ÄÄDIKAS JA VEIN. KUI JÄTATE LIHA LIIGA KAUAKS HAPPELISES MARINAADIS SEISMA, HAKKAB SEE LAGUNEMA JA MUUTUB LÄBIMÄRJAKS.

LAMBALIHA
- 2 supilusikatäit peeneks hakitud šalottsibulat
- 2 supilusikatäit peeneks hakitud värsket piparmünti
- 2 supilusikatäit peeneks hakitud värsket pune
- 5 tl Vahemere maitseainet (vt retsept)
- 4 tl oliiviõli
- 2 küüslauguküünt, hakitud
- 8 lambaliha karbonaadi, lõigatud umbes 1 tolli paksuseks

SALAT
- ¾ naela peet, kärbitud
- 1 supilusikatäis oliiviõli
- ¼ tassi värsket sidrunimahla
- ¼ tassi oliiviõli
- 1 supilusikatäis peeneks hakitud šalottsibulat

1 tl Dijoni stiilis sinepit (vt<u>retsept</u>)
6 tassi segatud rohelisi
4 tl hakitud murulauku

1. Lambaliha jaoks segage väikeses kausis 2 spl šalottsibulat, piparmünt, pune, 4 tl Vahemere maitseainet ja 4 tl oliiviõli. Puista lambaliha kotlette igast küljest prahti; hõõruge sõrmedega. Laota karbonaad vaagnale; katke kilega ja hoidke külmkapis vähemalt 1 tund, marineerimiseks kuni 24 tundi.

2. Salati jaoks soojendage ahi temperatuurini 400 ° F. Puhastage peet hästi; viiludeks lõigata. Asetage 2-liitrisesse küpsetusnõusse. Nirista peale 1 spl oliiviõli. Kata plaat fooliumiga. Rösti umbes 40 minutit või kuni peet on pehme. Jahuta täielikult. (Peeti saab röstida kuni 2 päeva ette.)

3. Sega keeratava kaanega purgis sidrunimahl, ¼ tassi oliiviõli, 1 spl šalottsibulat, Dijoni sinep ja ülejäänud 1 tl Vahemere maitseainet. Katke ja loksutage korralikult. Sega salatikausis peet ja rohelised; nirista peale veidi vinegretti.

4. Söe- või gaasigrilli jaoks asetage ribid määritud restile otse keskmisele kuumusele. Katke ja grillige soovitud küpsusastmeni, keerates poole küpsetamise ajal üks kord. Oodake keskmise (145 °F) puhul 12–14 minutit või keskmise (160 °F) puhul 15–17 minutit.

5. Serveerimiseks asetage 2 lambaliha ja veidi salatit igale neljale taldrikule. Puista peale murulauk. Valage ülejäänud vinegrett läbi.

TÄIDISEGA AEDLAMBABURGERID PUNASE PIPRAGA

ETTEVALMISTUS: 20 minutit puhkamist: 15 minutit grillimist: 27 minutit 4 portsjoni jaoks

COULIS POLE MIDAGI MUUD KUI LIHTNE SILE KASTEPUU- VÕI KÖÖGIVILJAPÜREE BAASIL. NENDE LAMBALIHABURGERITE SÄRAV JA KAUNIS PUNASE PIPRA KASTE SAAB TOPELTANNUSE SUITSU: GRILLILT JA SUITSUPAPRIKA HITT.

PUNASE PIPRA COULIS
1 suur punane paprika
1 spl kuiva valget veini või valge veini äädikat
1 tl oliiviõli
½ tl suitsutatud paprikat

HAMBURGER
1/4 tassi maitsestamata päikesekuivatatud tomateid
¼ tassi hakitud suvikõrvitsat
1 spl hakitud värsket basiilikut
2 tl oliiviõli
½ tl musta pipart
1 1/2 naela jahvatatud lambaliha
1 munavalge, kergelt vahustatud
1 supilusikatäis Vahemere maitseainet (vt<u>retsept</u>)

1. Piprakuuli jaoks asetage punane pipar otse keskmisel kuumusel grillile. Katke ja grillige 15–20 minutit või kuni see on söestunud ja väga pehme, keerates pipart umbes iga 5 minuti järel, et mõlemal küljel söeneda.

Eemaldage grillilt ja asetage pipar täielikult paberkotti või alumiiniumfooliumi. Laske seista 15 minutit või kuni see on käsitsemiseks piisavalt jahtunud. Terava noaga eemaldage kestad õrnalt ja visake ära. Poolita pipar pikuti ning eemalda varred, seemned ja membraanid. Sega köögikombainis röstitud paprika, vein, oliiviõli ja suitsupaprika. Kata ja blenderda või blenderda ühtlaseks.

2. Vahepeal aseta täidise jaoks päikesekuivatatud tomatid väikesesse kaussi ja kata keeva veega. Laske seista 5 minutit; kool. Kuivatage tükeldatud tomatid ja kabatšokid paberrätikutega. Viska väikeses kausis kokku tomatid, suvikõrvits, basiilik, oliiviõli ja ¼ tl musta pipart; kõrvale panema.

3. Sega suures kausis jahvatatud lambaliha, munavalge, ülejäänud ¼ tl musta pipart ja Vahemere maitseaine; sega hästi. Jagage lihasegu kaheksaks võrdseks osaks ja vormige igaühest ¼ tolli paksune pätsike. Supilusikatäis täidist neljale pätsile; tõsta peale ülejäänud lihapallid ja näpi servi täidise tihendamiseks.

4. Aseta lihapallid otse keskmisele kuumusele grillile. Katke ja grillige 12–14 minutit või kuni valmis (160 °F), keerates üks kord poole küpsetamise ajal.

5. Serveerimiseks kaunista burgerid punase pipraga.

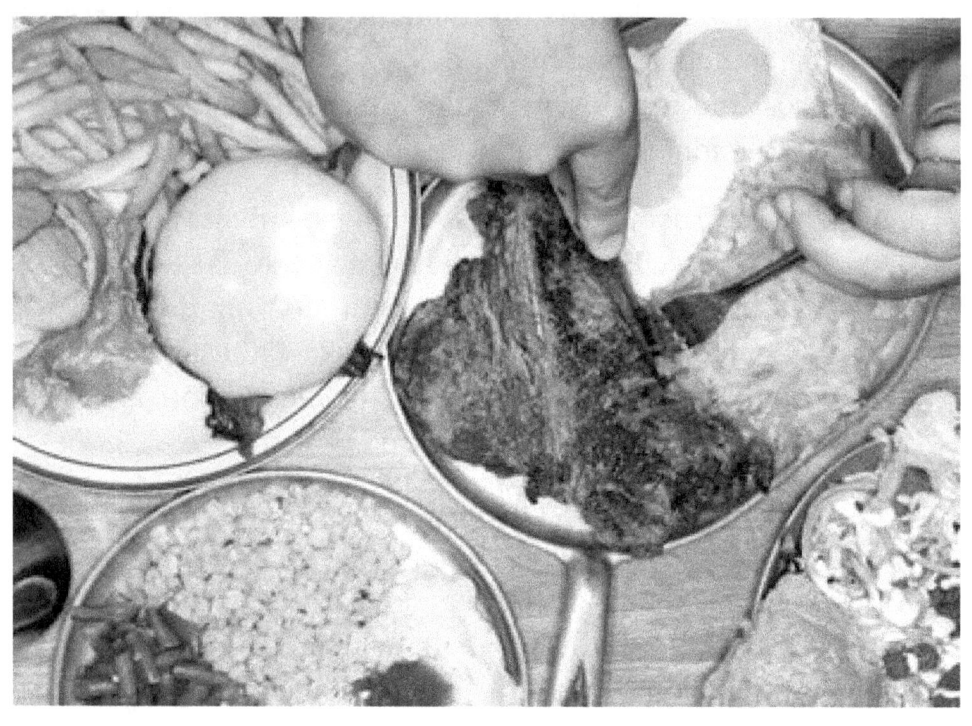

LAMBALIHAVARDAD TOPELT PUNE JA TZATZIKI KASTMEGA

MÄRG:30 minutit valmistamine: 20 minutit külmas: 30 minutit grillimine: 8 minutit 4 portsjoni jaoks

NEED LAMBALIHA KEBABID ON SISULISELTMIDA VAHEMERE PIIRKONNAS JA LÄHIS-IDAS TUNTAKSE KOFTA NIME ALL: MAITSESTATUD JAHVATATUD LIHAST (TAVALISELT LAMBA- VÕI VEISELIHAST) VORMITAKSE PALLID VÕI VARDAS ÜMBER JA SEEJÄREL GRILLITAKSE. VÄRSKE JA KUIVATATUD PUNE ANNAB NEILE SUUREPÄRASE KREEKA MAITSE.

8 x 10-tollised puidust vardas

LAMBAVARDAD
- 1 1/2 naela lahja jahvatatud lambaliha
- 1 väike sibul, hakitud ja kuivaks pressitud
- 1 spl hakitud värsket pune
- 2 tl kuivatatud pune, hakitud
- 1 tl musta pipart

KREEKA TZATZIKI KASTE
- 1 tass Paleo Mayo (vt<u>retsept</u>)
- ½ suurest kurgist, seemnetest eemaldatud ja tükeldatud ning kuivaks pressitud
- 2 supilusikatäit värsket sidrunimahla
- 1 küüslauguküüs, hakitud

1. Leota vardaid 30 minutiks piisavas koguses vees, et need oleksid kaetud.

2. Lambakebabide jaoks sega suures kausis jahvatatud lambaliha, sibul, värske ja kuivatatud pune ning pipar; sega hästi. Jaga lambasegu kaheksaks võrdseks osaks. Vormi iga osa umbes poole vardast, luues 5 × 1-tollise palgi. Kata ja lase vähemalt 30 minutit jahtuda.

3. Samal ajal sega Tzatziki kastme jaoks väikeses kausis paleo majoneesid, kurk, sidrunimahl ja küüslauk. Kata ja lase serveerimiseni jahtuda.

4. Söe- või gaasigrilli jaoks asetage lambalihavardad restile otse keskmisele kuumusele. Katke ja grillige keskmisel kuumusel (160 °F) umbes 8 minutit, poole küpsetamise ajal üks kord keerates.

5. Serveeri lambalihavardad Tzatziki kastmega.

RÖSTITUD KANA SAFRANI JA SIDRUNIGA

ETTEVALMISTUS:15 minutit külm: 8 tundi röstimine: 1 tund 15 minutit puhkust: 10 minutit 4 portsjoni jaoks

SAFRAN ON KUIVATATUD TOLMUKADTEATUD TÜÜPI KROOKUSLILLEDEST. SEE ON KALLIS, KUID NATUKE ROHKEM. SEE LISAB SELLELE KRÕBEDA NAHAGA PRAEKANALE OMAPÄRASE MAALÄHEDASE MAITSE JA UHKE KOLLASE TOONI.

- 1 terve 4-5 naela kana
- 3 supilusikatäit oliiviõli
- 6 küüslauguküünt, purustatud ja kooritud
- 1 1/2 supilusikatäit peeneks hakitud sidrunikoort
- 1 supilusikatäis värsket tüümiani
- 1 ja pool teelusikatäit jahvatatud musta pipart
- ½ tl safrani niite
- 2 loorberilehte
- 1 sidrun, lõigatud neljandikku

1. Eemalda kana kael ja sisemus; visake ära või säilitage muuks kasutamiseks. Loputage kana kehaõõnsust; kuivatage imava paberiga. Lõika kanalt üleliigne nahk või rasv.

2. Sega köögikombainis oliiviõli, küüslauk, sidrunikoor, tüümian, pipar ja safran. Töötle ühtlase pasta moodustamiseks.

3. Hõõruge pasta sõrmedega kana välispinda ja sisemusse. Tõsta kana suurde kaussi; katke kaanega ja jahutage vähemalt 8 tundi või üleöö.

4. Kuumuta ahi temperatuurini 425 ° F. Asetage sidruniveerandid ja loorberilehed kanaõõnde. Seo jalad kokku 100% puuvillase kööginööriga. Tõsta tiivad kana alla. Sisestage ahjulihatermomeeter reie siselihasesse ilma luud puudutamata. Asetage kana suurele röstimispannile restile.

5. Rösti 15 minutit. Alandage ahju temperatuuri 375 °F-ni. Röstige veel umbes 1 tund või kuni mahl on selge ja termomeeter näitab 175 °F. Telgi kana fooliumiga. Laske 10 minutit puhata enne vormimist.

SPATCHCOCKED KANA JICAMA SLAWIGA

ETTEVALMISTUS:40 minutit grill: 1 tund 5 minutit seista: 10 minutit: 4 portsjonit

"SPATCHCOCK" ON VANA TOIDUVALMISTAMISE TERMINHILJUTI HAKATI SEDA TAAS KASUTAMA, ET KIRJELDADA, KUIDAS ESIMESE KANA VÕI CORNISHI KANA LÕIGATAKSE SELGA ALLA NING SEEJÄREL AVATAKSE JA LAMEDATAKSE SEE NAGU RAAMAT, ET AIDATA SELLEL KIIRESTI JA ÜHTLASEMALT KÜPSETADA. SEE SARNANEB LIBLIKATEGA, KUID VIITAB AINULT KODULINDUDELE.

KANA
- 1 poblano pipar
- 1 supilusikatäis peeneks hakitud šalottsibulat
- 3 küüslauguküünt, hakitud
- 1 tl peeneks hakitud sidrunikoort
- 1 tl peeneks hakitud laimikoort
- 1 tl suitsutatud maitseainet (vt retsept)
- 1/2 tl kuivatatud pune, hakitud
- ½ tl jahvatatud köömneid
- 1 supilusikatäis oliivõli
- 1 terve kana 3 kuni 3½ naela

SLAW
- ½ keskmist jicama, kooritud ja julieneeritud (umbes 3 tassi)
- ½ tassi õhukeselt viilutatud šalottsibulat (4)

1 Granny Smithi õun, kooritud, puhastatud südamikust ja julieneeritud

⅓ tassi hakitud värsket koriandrit

3 supilusikatäit värsket apelsinimahla

3 supilusikatäit oliiviõli

1 tl ürdi-sidrunikastet (vt<u>retsept</u>)

1. Söegrilli jaoks asetage ühele poole resti keskmiselt kuumad söed. Asetage tilgapann resti tühja külje alla. Asetage poblano restile otse keskmise söe kohale. Katke ja grillige 15 minutit või kuni poblano on igast küljest söestunud, aeg-ajalt keerates. Mähi poblano kohe fooliumisse; lase 10 minutit puhata. Ava foolium ja lõika poblano pikuti pooleks; eemaldage varred ja seemned (vt<u>jootraha</u>). Kasutades teravat nuga, eemaldage nahk õrnalt ja visake ära. Haki poblano peeneks. (Gaasigrilli puhul eelsoojendage grill; alandage kuumust keskmisele tasemele. Reguleerige kaudse toiduvalmistamise jaoks. Grillige nagu ülal süüdatud pliidil.)

2. Hõõrumiseks segage väikeses kausis poblano, šalottsibul, küüslauk, sidrunikoor, laimikoor, suitsutatud maitseaine, pune ja köömned. Sega juurde õli; segage hästi pasta saamiseks.

3. Kana eemaldamiseks eemaldage kana kael ja sisemused (välja arvatud juhul, kui see on mõeldud muuks kasutamiseks). Aseta kana, rinnaga allapoole, lõikelauale. Kasutage köögikääre, et lõigata pikisuunas üks külg selgroogu, alustades kaela otsast. Korrake pikisuunalist lõiget selgroo vastasküljel. Eemaldage ja visake ära selgroog. Pöörake kananahk

ümber. Suruge rindade vahele, et murda rinnaluu, nii et kana lamab.

4. Alustades rinna ühel küljel olevast kaelast, libistage sõrmed naha ja liha vahele, reie poole liikudes nahka lõdvendades. Lõdvendage nahka reie ümber. Korrake teisel pool. Määri sõrmedega lihale kana naha alla.

5. Asetage kana, rinnapool allpool, restile tilkumispannile. Kaal kahe fooliumisse mähitud tellise või suure malmpanniga. Katke ja grillige 30 minutit. Pöörake kana, kondiga pool allapoole, restile, kaaluge see uuesti telliste või panniga. Grilli kaanega veel umbes 30 minutit või kuni kana ei ole enam roosa (reielihases 175°F). Eemaldage kana grillilt; lase 10 minutit puhata. (Gaasigrilli puhul asetage kana restile kuumusest eemal. Grillige ülaltoodud viisil.)

6. Vahepeal sega slaw jaoks suures kausis jicama, talisibul, õun ja koriander. Sega väikeses kausis kokku apelsinimahl, õli ja ürdikaste. Vala jicama segule ja sega katteks. Serveeri kana koos õlaga.

RÖSTITUD KANA TAGAVEERAND VIINA, PORGANDI JA TOMATIKASTMEGA

ETTEVALMISTUS:15 minutit küpsetamist: 15 minutit röstimist: 30 minutit: 4 portsjonit

VIINA SAAB TEHA MITMESTERINEVAD TOIDUD, SEALHULGAS KARTUL, MAIS, RUKIS, NISU JA ODER, ISEGI VIINAMARJAD. KUIGI SELLES KASTMES EI OLE PALJU VIINA, KUI JAGATE SELLE NELJAKS PORTSJONIKS, VAADAKE, KAS KARTULI- VÕI VIINAMARJAPÕHINE VIIN VASTAKS PALEONÕUETELE.

3 supilusikatäit oliiviõli

4 kondiga kana tagaveerandit või lihaseid nahata kanatükke

1 28-untsine ploomtomat ilma soolata, nõrutatud

½ tassi peeneks hakitud sibulat

½ tassi peeneks hakitud porgandit

3 küüslauguküünt, hakitud

1 tl Vahemere maitseainet (vt<u>retsept</u>)

⅛ tl cayenne'i pipart

1 oksake värsket rosmariini

2 supilusikatäit viina

1 spl hakitud värsket basiilikut (valikuline)

1. Kuumuta ahi temperatuurini 375 ° F. Kuumuta eriti suurel pannil 2 supilusikatäit õli keskmisel-kõrgel kuumusel. Lisa kana; küpseta umbes 12 minutit või kuni pruunistumiseni, keerates ühtlaselt. Asetage

pann eelsoojendatud ahju. Rösti, ilma kaaneta, 20 minutit.

2. Vahepeal lõika kastmeks köögikäärid tomatite lõikamiseks. Kuumuta keskmisel kuumusel keskmisel kastrulis ülejäänud 1 spl õli. Lisa sibul, porgand ja küüslauk; küpseta 3 minutit või kuni pehme, sageli segades. Sega hulka tükeldatud tomatid, Vahemere maitseained, Cayenne'i pipar ja rosmariinioksake. Kuumuta keskmisel-kõrgel kuumusel keemiseni; vähendada kuumust. Hauta kaaneta 10 minutit, aeg-ajalt segades. Sega juurde viin; küpseta veel 1 minut; eemaldage ja visake rosmariini oks.

3. Vala kastet pannil praekanale. Pane pann tagasi ahju. Rösti kaanega veel umbes 10 minutit või kuni kana on pehme ega ole enam roosa (175°F). Soovi korral puista peale basiilikut.

POULET RÔTI JA RUTABAGA FRITES

ETTEVALMISTUS:40 minutit keetmist: 40 minutit 4 portsjoni jaoks

KRÕMPSUVAD RUTABAGA PANNKOOGID ON MAITSVADSERVEERITAKSE RÖSTITUD KANA JA SELLE KEEDUMAHLADEGA, KUID ON SAMA MAITSVAD NII ISESEISVALT KUI KA PALEOKETŠUPIGA (VT.<u>RETSEPT</u>) VÕI SERVEERITI BELGIA STIILIS PALEO AÏOLIGA (KÜÜSLAUGUMAJONEES, VT<u>RETSEPT</u>).

- 6 supilusikatäit oliiviõli
- 1 supilusikatäis Vahemere maitseainet (vt<u>retsept</u>)
- 4 kondiga, nahata kana reied (kokku umbes 1 1/4 naela)
- 4 kanakintsu, nahata (kokku umbes 1 nael)
- 1 tass kuiva valget veini
- 1 tass kanalihapuljongit (vt<u>retsept</u>) või kanapuljong ilma soolata
- 1 väike sibul, lõigatud neljandikku
- Oliiviõli
- Rutabagas 1½ kuni 2 naela
- 2 spl värsket hakitud murulauku
- must pipar

1. Kuumuta ahi temperatuurini 400 ° F. Sega väikeses kausis 1 spl oliiviõli ja Vahemere kaste; hõõru kanatükkidele. Kuumuta eriti suurel pannil 2 spl õli. Lisa kanatükid, lihavad küljed allapoole. Küpseta kaaneta umbes 5 minutit või kuni pruunistumiseni.

Tõsta pann tulelt. Keera kanatükid, pruunistatud küljed ülespoole. Lisa vein, kanakondipuljong ja sibul.

2. Asetage pann ahju keskmisele restile. Küpseta kaaneta 10 minutit.

3. Vahepeal pintselda suur küpsetusplaat kergelt oliiviõliga üle pannkookide jaoks; kõrvale panema. Koori kaalikas. Lõika kaalikas terava noaga ½-tollisteks viiludeks. Lõika viilud pikuti ½-tollisteks ribadeks. Viska suures kausis rutabaga ribad ülejäänud 3 supilusikatäie õliga. Laota rutabaga ribad ühe kihina ettevalmistatud küpsetusplaadile; aseta ahju ülemisele restile. Küpseta 15 minutit; keera friikartulid ümber. Küpseta kana veel 10 minutit või kuni see ei ole enam roosa (175 °F). Eemaldage kana ahjust. Küpseta friikartuleid 5–10 minutit või kuni need on kuldpruunid ja pehmed.

4. Eemaldage kana ja sibul pannilt, jättes mahla alles. Kata kana ja sibul soojas hoidmiseks. Kuumuta mahlad keskmisel kuumusel keema; vähendada kuumust. Hauta kaaneta veel umbes 5 minutit või kuni mahl on veidi vähenenud.

5. Serveerimiseks nirista friikartulitele murulauku ja maitsesta pipraga. Serveeri kana koos keedumahlade ja friikartulitega.

KOLME SEENE COQ AU VIN RÜBLIKU PÜREEGA MURULAUGUGA

ETTEVALMISTUS:15 minutit keetmist: 1 tund 15 minutit tagasi: 4 kuni 6 portsjonit

KUI KAUSIS ON LIIVAPÄRAST KUIVATATUD SEENTE LEOTAMIST KURNA VEDELIK LÄBI KAHEKORDSE PAKSUSE MARLI, MIS ON ASETATUD PEENE SILMAGA SÕELALE.

- 1 unts kuivatatud porcini seeni või morlid
- 1 tass keeva veega
- 2–2 1/2 naela kana reied ja kintsud, nahk eemaldatud
- must pipar
- 2 supilusikatäit oliiviõli
- 2 keskmist porrulauku, poolitatud pikuti, loputatud ja õhukesteks viiludeks
- 2 portobello seeni, viilutatud
- 8 untsi värskeid austerservikuid, varrega ja viilutatud või viilutatud värskeid põldseeni
- ¼ tassi soolamata tomatipastat
- 1 tl kuivatatud majoraani, purustatud
- ½ tl kuivatatud tüümiani, purustatud
- ½ tassi kuiva punast veini
- 6 tassi kana kondipuljongit (vt retsept) või kanapuljong ilma soolata
- 2 loorberilehte
- 2 kuni 2 1/2 naela kaalikat, kooritud ja tükeldatud
- 2 spl värsket hakitud murulauku
- ½ tl musta pipart

Tükeldatud värske tüümian (valikuline)

1. Sega väikeses kausis puravikud ja keev vesi; lase 15 minutit puhata. Eemaldage seened, jättes leotusvedeliku alles. Tükelda seened. Tõsta seened ja leotusvedelik kõrvale.

2. Puista kana peale pipraga. Kuumutage tihedalt suletava kaanega eriti suurel pannil 1 supilusikatäis oliiviõli keskmisel-kõrgel kuumusel. Küpseta kanatükke portsjonitena kuumas õlis umbes 15 minutit, kuni need on kergelt pruunid, keerates üks kord. Eemalda kana pannilt. Sega hulka porrulauk, portobello seened ja austerservikud. Küpseta 4–5 minutit või seni, kuni seened hakkavad pruunistuma, aeg-ajalt segades. Segage tomatipasta, majoraan ja tüümian; küpseta ja sega 1 minut. Segage vein; küpseta ja sega 1 minut. Segage 3 tassi kanapuljongit, loorberilehed, 1/2 tassi reserveeritud seente leotusvedelikku ja rehüdreeritud tükeldatud seened. Tõsta kana pannile tagasi. Lase keema tõusta; vähendada kuumust.

3. Samal ajal sega suures kastrulis kaalikas ja ülejäänud 3 tassi puljongit. Vajadusel lisa vett nii, et kaalikas kataks. Lase keema tõusta; vähendada kuumust. Hauta kaaneta 25–30 minutit või kuni rootsud on pehmed, aeg-ajalt segades. Nõruta kaalikas, jäta vedelik alles. Tõsta kaalikas tagasi kastrulisse. Lisa ülejäänud 1 spl oliiviõli, murulauk ja 1/2 tl pipart. Püreesta rutabaga segu kartulipüree abil, lisades soovitud konsistentsi saavutamiseks täpselt nii palju keeduvedelikku.

4. Eemalda kanasegust loorberilehed; ära visata. Serveeri kana ja kastet kaalikapüree peal. Soovi korral puista peale värsket tüümiani.

VIRSIKUBRÄNDIGA GLASUURITUD SÖÖGIPULGAD

ETTEVALMISTUS:Grilli 30 minutit: 40 minutit 4 portsjoni jaoks

NEED KANAKINTSUD SOBIVAD IDEAALSELTKRÕMPSUVA SALA JA VÜRTSIKATE AHJUS KÜPSETATUD FRIIKARTULITEGA TUNEESIA SEA ABALIHA RETSEPTI JÄRGI (VT.<u>RETSEPT</u>). NEID NÄIDATAKSE SIIN KOOS KRÕMPSUVA KAPSASALAGA REDISE, MANGO JA PIPARMÜNDIGA (VT<u>RETSEPT</u>).

VIRSIKUBRÄNDI GLASUUR
 1 supilusikatäis oliiviõli
 ½ tassi hakitud sibulat
 2 keskmist värsket virsikut poolitatuna, kivideta ja tükeldatud
 2 supilusikatäit brändit
 1 tass grillkastet (vt<u>retsept</u>)
 8 kanakintsu (kokku 2 kuni 2 1/2 naela), soovi korral kooritud

1. Glasuuri jaoks kuumuta keskmisel kastrulis keskmisel kuumusel oliiviõli. Lisa sibul; küpseta umbes 5 minutit või kuni pehme, aeg-ajalt segades. Lisa virsikud. Katke ja küpseta 4–6 minutit või kuni virsikud on pehmed, aeg-ajalt segades. Lisa brändit; küpseta kaaneta 2 minutit, aeg-ajalt segades. Jahutage veidi. Tõsta virsiku segu blenderisse või köögikombaini. Kata ja blenderda või blenderda ühtlaseks. Lisa grillkaste. Kata ja blenderda või

blenderda ühtlaseks. Tõsta kaste tagasi kastrulisse. Küpseta keskmisel-madalal kuumusel, kuni see on läbi kuumenenud. Tõsta 3/4 tassi kastet väikesesse kaussi, et kana pintseldada.

2. Söegrilli jaoks asetage tilgapanni ümber keskmiselt kuumad söed. Proovige tilgapannil keskmist kuumust. Asetage kanakintsud restile tilgapanni kohale. Katke ja grillige 40–50 minutit või seni, kuni kana ei ole enam roosa (175°F), keerake poole küpsetamise ajal üks kord ümber ja pintseldage 3/4 tassi virsikubrändiglasuuriga viimase 5–10 grilliminuti jooksul. (Gaasigrilli puhul eelkuumutage grill. Alandage kuumust keskmisele. Reguleerige kuumust kaudseks küpsetamiseks. Lisage kanakintsud grillile, mis ei ole kuumusel. Katke ja grillige vastavalt juhistele.)

TŠIILI MARINEERITUD KANA MANGO MELONISALATIGA

ETTEVALMISTUS: 40 minutit jahutada / marineerida: 2–4 tundi grillida: 50 minutit: 6–8 portsjonit

ANCHO CHILE ON KUIVATATUD POBLANO-INTENSIIVSELT VÄRSKE MAITSEGA SÜGAV ERKROHELINE TŠILLI. ANCHO TŠILLIL ON KERGELT PUUVILJANE MAITSE, MILLES ON TUNDA PLOOMI VÕI ROSINAT JA VAID VEIDI MÕRUDUST. NEW MEXICO TŠILLID VÕIVAD OLLA MÕÕDUKALT KUUMAD. NEED ON TUMEPUNASED TŠILLID, MIDA NÄETE EDELA OSADES RISTRATES – VÄRVILISTES KUIVATATUD TŠILLIKOMPLEKTIDES.

KANA
  2 kuivatatud New Mexico tšillit
  2 kuivatatud ancho tšillit
  1 tass keeva veega
  3 supilusikatäit oliiviõli
  1 suur magus sibul, kooritud ja paksult viilutatud
  4 roma tomatit, südamikuga
  1 supilusikatäis hakitud küüslauku (6 nelki)
  2 tl jahvatatud köömneid
  1 tl kuivatatud pune, hakitud
  16 kana reied

SALAT
  2 tassi tükeldatud melonit
  2 tassi tükeldatud mesikaste
  2 tassi tükeldatud mangot

¼ tassi värsket laimimahla
1 tl tšillipulbrit
½ tl jahvatatud köömneid
¼ tassi hakitud värsket koriandrit

1. Kana puhul eemalda kuivatatud New Mexico ja ancho tšilli varred ja seemned. Kuumuta suur pann keskmisel kuumusel. Rösti tšillit pannil 1–2 minutit või kuni need on lõhnavad ja kergelt röstitud. Asetage röstitud tšillid väikesesse kaussi; lisa kaussi keev vesi. Laske seista vähemalt 10 minutit või kuni see on kasutusvalmis.

2. Kuumuta grill. Vooderda küpsetusplaat alumiiniumfooliumiga; pintselda 1 spl oliiviõli fooliumile. Pane pannile sibulaviilud ja tomatid. Grillige umbes 4 tolli kuumusest 6–8 minutit või kuni see on pehmenenud ja söestunud. Nõruta tšillid, jättes vesi alles.

3. Sega marinaadiks blenderis või köögikombainis tšillid, sibul, tomatid, küüslauk, köömned ja pune. Kata kaanega ja blenderda või blenderda ühtlaseks massiks, lisades vajadusel reserveeritud vett, et püreestada ja saavutada soovitud konsistents.

4. Aseta kana suuresse taassuletavasse kilekotti madalasse nõusse. Vala marinaad kotis olevale kanale, keerates kotti ühtlaselt katteks. Lase 2-4 tundi külmikus marineerida, aeg-ajalt kotti keerates.

5. Salati jaoks sega eriti suures kausis melon, mesikaste, mango, laimimahl, ülejäänud 2 spl oliiviõli,

tšillipulber, köömned ja koriander. Sega katte peale. Katke ja jahutage 1 kuni 4 tundi.

6. Söegrilli jaoks asetage tilgapanni ümber keskmiselt kuumad söed. Proovige pannil keskmist kuumust. Nõruta kana, jättes marinaadi alles. Asetage kana restile tilgapanni kohale. Pintselda kana rohkelt reserveeritud marinaadiga (üleliigne marinaad ära visata). Katke ja grillige 50 minutit või kuni kana ei ole enam roosa (175 °F), keerates seda poole küpsetamise ajal üks kord. (Gaasigrilli puhul eelkuumutage grill. Alandage kuumust keskmisele. Reguleerige kaudseks küpsetamiseks. Jätkake vastavalt juhistele, asetades kana välja lülitatud pliidile.) Serveerige kanakintsud koos salatiga.

TANDOORI KANAKOIVAD KURGIGA RAITA

ETTEVALMISTUS: 20 minutit marineerimist: 2 kuni 24 tundi hautatud: 25 minutit: 4 portsjonit

RAITA ON VALMISTATUD INDIA PÄHKLITEGAKOOR, SIDRUNIMAHL, PIPARMÜNT, KORIANDER JA KURK. SEE ANNAB VÄRSKENDAVA KONTRAPUNKTI TERAVALE, VÜRTSIKALE KANALIHALE.

KANA
- 1 sibul, lõigatud õhukesteks viiludeks
- 1 2-tolline tükk värsket ingverit, kooritud ja neljaks lõigatud
- 4 küüslauguküünt
- 3 supilusikatäit oliiviõli
- 2 supilusikatäit värsket sidrunimahla
- 1 tl jahvatatud köömneid
- 1 tl jahvatatud kurkumit
- ½ tl jahvatatud pipart
- ½ tl jahvatatud kaneeli
- ½ tl musta pipart
- ¼ tl Cayenne'i pipart
- 8 kana reied

KURK RAITA
- 1 tass india pähkli koort (vt<u>retsept</u>)
- 1 supilusikatäis värsket sidrunimahla
- 1 spl hakitud värsket piparmünt
- 1 spl hakitud värsket koriandrit

½ tl jahvatatud köömneid
⅛ tl musta pipart
1 keskmine kurk, kooritud, seemnetest puhastatud ja kuubikuteks lõigatud (1 tass)
sidruni viilud

1. Sega blenderis või köögikombainis kokku sibul, ingver, küüslauk, oliiviõli, sidrunimahl, köömned, kurkum, piment, kaneel, must pipar ja Cayenne'i pipar. Kata ja blenderda või blenderda ühtlaseks.

2. Kasutades lõikamisnoa otsa, torgake iga trummipulka neli või viis korda läbi. Asetage söögipulgad suurde taassuletavasse kilekotti suurde kaussi. Lisa sibula segu; keera mantel. Lase 2–24 tundi külmkapis marineerida, kotti aeg-ajalt keerates.

3. Kuumuta grill. Eemalda kana marinaadist. Kasutades paberrätikuid, pühkige üleliigne marinaad söögipulkadelt maha. Asetage koivad kuumutamata broileripanni või fooliumiga ääristatud küpsetusplaadi restile. Hauta 15 minutit 6–8 tolli kaugusel soojusallikast. Keerake söögipulgad ümber; hauta umbes 10 minutit või kuni kana ei ole enam roosa (175 °F).

4. Raita jaoks sega keskmises kausis india pähkli koor, sidrunimahl, piparmünt, koriander, köömned ja must pipar. Murra kurk õrnalt sisse.

5. Serveeri kana raita ja sidruniviiludega.

KARRI KANAHAUTIS JUURVILJADE, SPARGLI JA ROHELISE ÕUNA-MÜNDIKASTMEGA

ETTEVALMISTUS: 30 minutit keetmist: 35 minutit puhkust: 5 minutit 4 portsjoni jaoks

- 2 spl rafineeritud kookosõli või oliiviõli
- 2 naela kondiga kanarind, soovi korral nahata
- 1 tass hakitud sibulat
- 2 supilusikatäit riivitud värsket ingverit
- 2 supilusikatäit hakitud küüslauku
- 2 spl soolata karripulbrit
- 2 supilusikatäit hakitud, seemnetest puhastatud jalapeñot (vt jootraha)
- 4 tassi kana kondipuljongit (vt retsept) või kanapuljong ilma soolata
- 2 keskmist maguskartulit (umbes 1 nael), kooritud ja tükeldatud
- 2 keskmist kaalikat (umbes 6 untsi), kooritud ja tükeldatud
- 1 tass seemneteta tomatit, tükeldatud
- 8 untsi sparglit, kärbitud ja 1-tollisteks tükkideks lõigatud
- 1 13,5-untsi purk naturaalset kookospiima (nt Nature's Way)
- ½ tassi hakitud värsket koriandrit
- Õunakaste ja piparmünt (vt retsept, all)
- Laimi viilud

1. Kuumutage 6-liitrises Hollandi ahjus õli keskmisel-kõrgel kuumusel. Pruunista kana kuumas õlis

ühtlaselt pruunistades umbes 10 minutit. Tõsta kana taldrikule; kõrvale panema.

2. Keera leek keskmisele tasemele. Lisa potti sibul, ingver, küüslauk, karripulber ja jalapeño. Küpseta ja sega 5 minutit või kuni sibul on pehmenenud. Sega hulka kanakondipuljong, bataat, kaalikas ja tomat. Pane kanatükid potti tagasi, kasta kana kindlasti võimalikult palju vedelikku. Vähendage temperatuuri keskmisele madalale. Kata kaanega ja hauta 30 minutit või kuni kana ei ole enam roosa ja köögiviljad on pehmed. Sega spargel, kookospiim ja koriander. Eemaldage kuumusest. Lase 5 minutit puhata. Vajadusel lõigake kana kontide küljest lahti, et jaotada see kausside vahel ühtlaselt. Serveeri õunamündikastme ja laimiviiludega.

Õunamündikaste: jahvatage köögikombainis ½ tassi magustamata kookoshelbeid pulbriks. Lisage 1 tass värskeid koriandri lehti ja aurutage; 1 tass värskeid piparmündi lehti; 1 Granny Smithi õun, südamikust puhastatud ja tükeldatud; 2 tl hakitud, seemnetega jalapeñot (vt jootraha); ja 1 spl värsket laimimahla. Blenderda kuni peeneks hakitud.

GRILLITUD KANA PAILLARDI SALAT VAARIKATE, PEEDI JA RÖSTITUD MANDLITEGA

ETTEVALMISTUS:30 minutit röstimist: 45 minutit marinaadi: 15 minutit grilli: 8 minutit 4 portsjoni jaoks

½ tassi terveid mandleid
1 ja pool teelusikatäit oliiviõli
1 keskmine punapeet
1 keskmine kuldne peet
2 kondita, nahata kana rinnapoolikut 6–8 untsi
2 tassi värskeid või külmutatud vaarikaid, sulatatud
3 supilusikatäit valge või punase veini äädikat
2 spl hakitud värsket estragoni
1 spl hakitud šalottsibulat
1 tl Dijoni stiilis sinepit (vt retsept)
¼ tassi oliiviõli
must pipar
8 tassi segatud kevadsalatit

1. Mandlite jaoks kuumuta ahi temperatuurini 400 ° F. Laota mandlid küpsetusplaadile ja nirista peale ½ tl oliiviõli. Küpseta umbes 5 minutit või kuni see on lõhnav ja kuldpruun. Lase jahtuda. (Mandleid saab röstida 2 päeva ette ja hoida õhukindlas anumas.)

2. Peetide jaoks pane iga peet väikesele alumiiniumfooliumilehele ja nirista peale 1/2 tl oliiviõli. Keera foolium lõdvalt ümber peedi ja laota need ahjuplaadile või röstimisnõusse. Röstige peete 400 °F ahjus 40–50 minutit või noaga läbitorkamisel

kuni need on pehmed. Eemaldage ahjust ja laske seista, kuni see on käsitsemiseks piisavalt jahtunud. Eemaldage nahk koorimisnoaga. Lõika peet viiludeks ja tõsta kõrvale. (Vältige peedi segamist, et punapeet ei määriks peedi pruunistumist. Peete võib 1 päev varem röstida ja külmkapis hoida. Enne serveerimist tooge toatemperatuurile.)

3. Kana jaoks lõika iga kanarind horisontaalselt pooleks. Asetage iga kanatükk kahe kiletüki vahele. Kasutades lihapehmendajat, tampige õrnalt umbes 3/4 tolli paksuseks. Asetage kana sügavasse tassi ja asetage kõrvale.

4. Vinegreti jaoks püreesta suures kausis 3/4 tassi vaarikaid kergelt vispliga (ülejäänud vaarikad varu salati jaoks). Lisage Dijonile äädikas, estragon, šalottsibul ja sinep; vahusta segamiseks. Lisa ¼ tassi oliiviõli nirises, vahustades, et segu hästi seguneks. Vala 1/2 tassi vinegretti kana; keera kana katteks (ülejäänud vinegrett varu salati jaoks). Marineeri kana toatemperatuuril 15 minutit. Eemalda kana marinaadist ja puista peale pipart; visake järelejäänud marinaad nõusse.

5. Söe- või gaasigrilli jaoks asetage kana restile otse keskmisele kuumusele. Katke ja grillige 8–10 minutit või seni, kuni kana ei ole enam roosa, keerates seda poole küpsetamise ajal. (Kana saab küpsetada ka grillpannil pliidil.)

6. Sega suures kausis salat, peet ja ülejäänud 1¼ tassi vaarikaid. Valage reserveeritud vinegrett salatile;

viska õrnalt katteks. Jaga salat nelja portsjoni vahel; tõsta igaühe peale tükike grillitud kanarinda. Haki röstitud mandlid jämedalt ja puista peale. Serveeri kohe.

BROKOLI JA RABE TÄIDISEGA KANARIND VÄRSKE TOMATIKASTME JA CAESARI SALATIGA

ETTEVALMISTUS: 40 minutit keetmist: 25 minutit keetmist: 6 portsjonit

3 supilusikatäit oliiviõli
2 tl hakitud küüslauku
¼ tl hakitud punast pipart
1 nael brokkoli raabi, kärbitud ja tükeldatud
½ tassi maitsestamata kuldseid rosinaid
½ tassi vett
4-6 untsi kondita, nahata kanarind
1 tass hakitud sibulat
3 tassi tükeldatud tomateid
¼ tassi hakitud värsket basiilikut
2 tl punase veini äädikat
3 supilusikatäit värsket sidrunimahla
2 supilusikatäit Paleo Mayo (vt retsept)
2 tl Dijoni stiilis sinepit (vt retsept)
1 tl hakitud küüslauku
½ tl musta pipart
¼ tassi oliiviõli
10 tassi hakitud Rooma salatit

1. Kuumuta suurel pannil keskmisel-kõrgel kuumusel 1 spl oliiviõli. Lisa küüslauk ja purustatud punane pipar; küpseta ja sega 30 sekundit või kuni lõhnab. Lisa tükeldatud naeripealsed, rosinad ja ½ tassi vett. Katke ja küpseta umbes 8 minutit või kuni brokkoli

raab on närbunud ja pehme. Eemaldage pannilt kaas; lase üleliigsel veel aurustuda. Kõrvale panemiseks.

2. Mähiste jaoks lõika iga kanarind pikuti pooleks; asetage iga tükk kahe kiletüki vahele. Kasutades lihapehmendaja lamedat külge, tampige kana kergelt umbes ¼ tolli paksuseks. Iga ümbrise ühele lühemale otsale asetage umbes ¼ tassi brokkoli raabi segu; rulli kokku, murra küljed sisse, et täidis oleks täielikult kaetud. (Mähised saab valmistada kuni 1 päev ette ja lasta neil jahtuda, kuni need on valmis küpsetama.)

3. Kuumuta suurel pannil 1 spl oliiviõli keskmisel-kõrgel kuumusel. Lisa rullid, õmblusküljed allapoole. Küpseta umbes 8 minutit või kuni see on igast küljest pruunistunud, keerates küpsetamise ajal kaks või kolm korda. Tõsta rullid serveerimisvaagnale.

4. Kastme jaoks kuumuta pannil keskmisel kuumusel 1 spl ülejäänud oliiviõli. Lisa sibul; küpseta umbes 5 minutit või kuni see on läbipaistev. Sega sisse tomatid ja basiilik. Aseta rullid pannile kastme peale. Kuumuta keskmisel-kõrgel kuumusel keemiseni; vähendada kuumust. Kata kaanega ja hauta umbes 5 minutit või kuni tomatid hakkavad lagunema, kuid säilitavad oma kuju ja rullid on läbi kuumenenud.

5. Kastmeks vispelda väikeses kausis sidrunimahl, Paleo Mayo, Dijoni sinep, küüslauk ja must pipar. Valage ¼ tassi oliiviõli, vahustage, kuni see on emulgeeritud. Sega suures kausis kaste hakitud salatiga. Serveerimiseks jaga Rooma salat kuue

serveerimistaldriku vahel. Viiluta rullid ja aseta need rooma salatile; nirista üle tomatikastmega.

GRILLITUD KANA SHAWARMA WRAPID VÜRTSIKATE KÖÖGIVILJADE JA PIINIAPÄHKLIKASTMEGA

ETTEVALMISTUS:20 minutit marineerimist: 30 minutit grillimist: 10 minutit valmistamist: 8 wrappi (4 portsjonit)

- 1 1/2 naela kondita, nahata kanarind, lõigatud 2-tollisteks tükkideks
- 5 supilusikatäit oliiviõli
- 2 supilusikatäit värsket sidrunimahla
- 1 tl jahvatatud köömneid
- 1 tl hakitud küüslauku
- 1 tl paprikat
- ½ tl karripulbrit
- ½ tl jahvatatud kaneeli
- ¼ tl Cayenne'i pipart
- 1 keskmine suvikõrvits, pooleks lõigatud
- 1 väike baklažaan lõigatud ½-tollisteks viiludeks
- 1 suur kollane paprika, poolitatud ja seemnetest eemaldatud
- 1 keskmine punane sibul, neljaks lõigatud
- 8 kirsstomatit
- 8 suurt võisalatilehte
- Kaste röstitud piiniaseemnetega (vt retsept)
- sidruni viilud

1. Marinaadi jaoks sega väikeses kausis 3 spl oliiviõli, sidrunimahla, 1 tl köömneid, küüslauku, 1/2 tl paprikat, karripulbrit, 1/4 tl kaneeli ja Cayenne'i

pipart. Aseta kanatükid suuresse taassuletavasse kilekotti madalasse nõusse. Vala marinaad kanale. pitsakott; muuta kott mantliks. Jäta 30 minutiks külmkappi marineeruma, aeg-ajalt kotti keerates.

2. Eemalda kana marinaadist; visake marinaad ära. Keera kana neljale pikale vardasse.

3. Asetage suvikõrvits, baklažaan, paprika ja sibul küpsetusplaadile. Nirista peale 2 spl oliiviõli. Puista peale ülejäänud 3/4 tl köömneid, ülejäänud 1/2 tl paprikat ja ülejäänud 1/4 tl kaneeli; hõõru kergelt köögiviljadele. Tõsta tomatid kahele vardasse.

3. Söe- või gaasigrilli jaoks lao kana-tomativardad ja köögiviljad restile keskmisel kuumusel. Katke ja grillige, kuni kana ei ole enam roosa ja köögiviljad on kergelt söestunud ja krõbedad, keerates ühe korra. Oodake kanaliha puhul 10–12 minutit, köögiviljade puhul 8–10 minutit ja tomatite puhul 4 minutit.

4. Eemalda kana varrastelt. Haki kana ja lõika suvikõrvits, baklažaan ja paprika väikesteks tükkideks. Eemalda tomatid varrastest (ära tükelda). Laota kana ja köögiviljad serveerimisvaagnale. Serveerimiseks tõsta salatilehele lusikaga kana ja rohelisi; Maitsesta röstitud piiniapähklikastmega. Serveeri sidruniviiludega.

AHJUS HAUTATUD KANARINNAD SEENTE, KÜÜSLAUGUPÜREE JA RÖSTITUD SPARGLIGA

ALGUSEST LÕPUNI:50 minutit tagasi: 4 portsjonit

4 10–12 untsi kondiga kana rinnapoolikut, nahata
3 tassi väikseid valgeid nööbikuid
1 tass õhukeselt viilutatud porrulauku või kollast sibulat
2 tassi kana kondipuljongit (vt retsept) või kanapuljong ilma soolata
1 tass kuiva valget veini
1 suur hunnik värsket tüümiani
must pipar
Valge veini äädikas (valikuline)
1 pea lillkapsast, eraldatud õisikuteks
12 küüslauguküünt, kooritud
2 supilusikatäit oliiviõli
Valge või Cayenne'i pipar
1 kilo sparglit, kärbitud
2 tl oliiviõli

1. Kuumuta ahi temperatuurini 400 ° F. Asetage kana rinnad 3-kvartsesse ristkülikukujulisse küpsetusnõusse; kaunista seente ja porruga. Vala kana kondipuljong ja vein kana ja köögiviljade peale. Puista peale tüümiani ja puista peale musta pipart. Kata plaat fooliumiga.

2. Küpsetage 35–40 minutit või seni, kuni kanalihale sisestatud kiirloetav termomeeter registreerib temperatuuri 170 ° F. Eemaldage ja visake

tüümianioksad ära. Soovi korral nirista enne serveerimist hautusvedelikku äädikapritsiga.

2. Samal ajal küpseta lillkapsast ja küüslauku suures kastrulis nii palju keevas vees, et see kataks umbes 10 minutit või kuni need on väga pehmed. Nõruta lillkapsas ja küüslauk, jättes alles 2 spl keeduvedelikku. Asetage köögikombaini või suurde kaussi lillkapsas ja reserveeritud keeduvedelik. Blenderda ühtlaseks massiks* või püreesta kartulimassriga; sega juurde 2 spl oliiviõli ja maitsesta valge pipraga. Hoia serveerimiseni soojas.

3. Laota spargel ühe kihina ahjuplaadile. Nirista peale 2 tl oliiviõli ja sega katteks. Puista peale musta pipart. Rösti 400 °F ahjus umbes 8 minutit või kuni pehme ja krõbe, segades üks kord.

4. Jaga püreestatud lillkapsas kuue serveerimistaldriku vahel. Kõige peale tõsta kana, seened ja porru. Nirista peale osa hautamisvedelikku; serveeri röstitud spargliga.

* Märkus: Köögikombaini kasutamisel ole ettevaatlik, et mitte üle küpsetada, vastasel juhul muutub lillkapsas liiga õhukeseks.

TAI KANASUPP

ETTEVALMISTUS:30 minutit külmutamist: 20 minutit küpsetamist: 50 minutit: 4 kuni 6 portsjonit

TAMARIND ON MUSKUSE, HAPUKAS PUUVILIKASUTATAKSE INDIA, TAI JA MEHHIKO TOIDUVALMISTAMISEL. PALJUD KAUBANDUSLIKULT VALMISTATUD TAMARINDIPASTAD SISALDAVAD SUHKRUT – OSTKE KINDLASTI SELLIST, MIS SEDA EI SISALDA. KAFFIR LAIMI LEHTI LEIAB VÄRSKELT, KÜLMUTATULT JA KUIVATATULT ENAMIKUL AASIA TURGUDEL. KUI TE NEID EI LEIA, ASENDAGE SELLE RETSEPTI LEHTEDEGA 1 1/2 TEELUSIKATÄIT PEENEKS HAKITUD LAIMIKOORT.

- 2 sidrunheina vart, kärbitud
- 2 spl rafineerimata kookosõli
- ½ tassi õhukeselt viilutatud šalottsibulat
- 3 suurt küüslauguküünt, lõigatud õhukesteks viiludeks
- 8 tassi kana kondipuljongit (vt<u>retsept</u>) või kanapuljong ilma soolata
- ¼ tassi suhkrulisandita tamarindipastat (nt Tamicon)
- 2 supilusikatäit norihelbeid
- 3 värsket Tai tšillit, õhukeselt viilutatud tervete seemnetega (vt<u>jootraha</u>)
- 3 kaffir laimi lehte
- 1 3-tolline tükk ingverit, õhukeselt viilutatud
- 4 6 untsi kondita, nahata kana rinnapoolikut
- 1 14,5 untsi purki tulel röstitud kuubikuteks lõigatud tomatid ilma soolata, kuivatamata

6 untsi õhukesed spargli odad, lõigatud ja õhukeselt diagonaalselt ½-tollisteks tükkideks lõigatud

½ tassi pakitud Tai basiiliku lehti (vtMärge)

1. Püreesta tugeva survega noaselgaga sidrunheina varred. Haki muljutud varred peeneks.

2. Kuumuta Hollandi ahjus keskmisel kuumusel kookosõli. Lisa sidrunhein ja šalottsibul; küpseta 8–10 minutit, sageli segades. Lisa küüslauk; küpseta ja sega 2–3 minutit või kuni see on väga lõhnav.

3. Lisa kanakondipuljong, tamarindipasta, norihelbed, tšilli, laimilehed ja ingver. Lase keema tõusta; vähendada kuumust. Katke ja küpseta 40 minutit.

4. Vahepeal külmutage kana 20-30 minutiks või kuni see on kõva. Lõika kana õhukesteks viiludeks.

5. Kurna supp läbi peene võrguga sõela suurde kastrulisse, vajuta maitsete eraldamiseks suure lusika seljaga. Visake ära tahked ained. Aja supp keema. Sega hulka kana, nõrutamata tomatid, spargel ja basiilik. Vähendage kuumust; hauta kaaneta 2–3 minutit või kuni kana on läbi küpsenud. Serveeri kohe.

RÖSTITUD KANA SIDRUNI JA SALVEI ENDIIVIAGA

ETTEVALMISTUS:15 minutit röstimist: 55 minutit puhkust: 5 minutit: 4 portsjonit

SIDRUNIVIILUD JA SALVEILEHTASETATUD KANA NAHA ALLA MAITSESTAVAD LIHA KÜPSEMISE AJAL JA LOOVAD MATI JA KRÕBEDA NAHA ALLA ATRAKTIIVSE KUJUNDUSE PÄRAST AHJUST VÄLJA VÕTMIST.

4 kondiga kana rinnapoolikut (naha peal)

1 sidrun, õhukeselt viilutatud

4 suurt salvei lehte

2 tl oliiviõli

2 tl Vahemere maitseainet (vt<u>retsept</u>)

½ tl musta pipart

2 supilusikatäit ekstra neitsioliiviõli

2 šalottsibulat, viilutatud

2 küüslauguküünt, hakitud

4 endiivia pead, pikuti poolitatud

1. Kuumuta ahi temperatuurini 400 ° F. Koorige koorimisnuga väga ettevaatlikult mõlemalt rinnapoolelt nahk ära, jättes selle ühele küljele kinni. Aseta iga rinnaliha lihale 2 sidruniviilu ja 1 salveileht. Tõmmake nahk õrnalt tagasi oma kohale ja vajutage õrnalt kinnitamiseks.

2. Aseta kana madalale röstimispannile. Pintselda kana 2 tl oliiviõliga; puista peale Vahemere maitseainet ja ¼ tl pipart. Rösti katmata umbes 55 minutit või kuni nahk on pruunistunud ja krõbe ning kanalihale

sisestatud kiirloetav termomeeter registreerib temperatuuri 170 °F. Laske kana enne serveerimist 10 minutit puhata.

3. Samal ajal kuumuta suurel pannil keskmisel kuumusel 2 spl oliiviõli. Lisa šalottsibul; küpseta umbes 2 minutit või kuni see on läbipaistev. Puista endiiviale ülejäänud ¼ tl pipraga. Lisa pannile küüslauk. Aseta endiivia pannile, lõika küljed allapoole. Küpseta umbes 5 minutit või kuni pruunistumiseni. Pöörake endiivia ettevaatlikult; küpseta veel 2–3 minutit või kuni see on pehme. Serveeri kanaga.

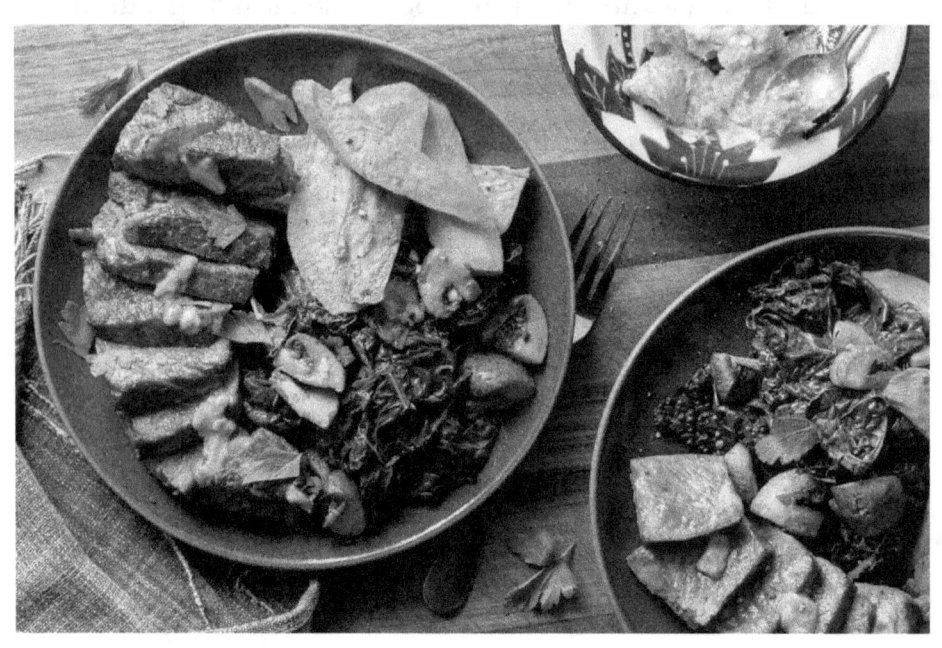

KANA ŠALOTTSIBULA, KRESSI JA REDISEGA

ETTEVALMISTUS: 20 minutit keetmist: 8 minutit küpsetamist: 30 minutit: 4 portsjonit

KUIGI REDISE KEETMINE VÕIB TUNDUDA IMELIK, NEED ON SIIN VÄRSKELT KÜPSETATUD, JUST NII PALJU, ET NENDE PIPRANE SUUTÄIS MAHENDADA JA VEIDI PEHMENDADA.

3 supilusikatäit oliiviõli
4 10–12 untsi kondiga kana rinnapoolikut (nahaga)
1 spl ürdi-sidrunikastet (vt retsept)
¾ tassi viilutatud šalottsibulat
6 redist õhukesteks viiludeks
¼ tl musta pipart
½ tassi kuiva valget vermutit või kuiva valget veini
⅓ tassi india pähkli koort (vt retsept)
1 hunnik kressi, varred kärbitud, jämedalt tükeldatud
1 spl hakitud värsket tilli

1. Kuumuta ahi temperatuurini 350 ° F. Kuumuta suurel pannil oliiviõli keskmisel-kõrgel kuumusel. Patsuta kana paberrätikuga kuivaks. Küpseta kana, nahk allapoole, 4–5 minutit või kuni nahk on pruunistunud ja krõbe. Keera kana; küpseta umbes 4 minutit või kuni pruunistumiseni. Laota kana, nahk üleval, madalasse röstimisnõusse. Nirista kanale sidruniürdikastmega. Küpseta umbes 30 minutit või kuni kana sisse sisestatud kiirloetav termomeeter registreerib temperatuuri 170 °F.

2. Vahepeal vala pannilt kõik tilgad peale 1 supilusikatäie; pane pann uuesti tulele. Lisa šalottsibul ja redis; küpseta umbes 3 minutit või kuni šalottsibul on närbunud. Puista peale pipart. Lisage vermut ja segage pruunistunud tükkide eemaldamiseks. Lase keema tõusta; küpseta, kuni see on vähenenud ja veidi paksenenud. Sega juurde india pähkli koor; lase keema tõusta. Eemaldage pann tulelt; lisa kress ja till, sega õrnalt, kuni kress närbub. Segage röstimispannile kogunenud kanamahlad.

3. Jaga šalottsibulisegu nelja portsjoni vahel; peale kana.

KANA TIKKA MASALA

ETTEVALMISTUS:30 minutit marineerimist: 4 kuni 6 tundi küpsetamist: 15 minutit grillimist: 8 minutit 4 portsjoni jaoks

SEE OLI INSPIREERITUD VÄGA POPULAARSEST INDIA TOIDUSTMIS EI PRUUGI OLLA LOODUD ÜLDSE INDIAS, VAID PIGEM ÜHENDKUNINGRIIGI INDIA RESTORANIS. TRADITSIOONILISE KANA TIKKA MASALA PUHUL MARINEERITAKSE KANA JOGURTIS JA SEEJÄREL KÜPSETATAKSE VÜRTSIKAS TOMATIKASTMES, MIS ON ÜLE NIRISTATUD KOOREGA. KASTME MAITSET TUHMISTAVATE PIIMATOODETETA VERSIOON ON ERITI PUHAS. RIISI ASEMEL SERVEERITAKSE SEDA KRÕMPSUVATE SUVIKÕRVITSA NUUDLITEGA.

- 1 1/2 naela nahata, kondita kana reied või kana rinnapoolikud
- ¾ tassi naturaalset kookospiima (nt Nature's Way)
- 6 küüslauguküünt, hakitud
- 1 supilusikatäis riivitud värsket ingverit
- 1 tl jahvatatud koriandrit
- 1 tl paprikat
- 1 tl jahvatatud köömneid
- ¼ tl jahvatatud kardemoni
- 4 supilusikatäit rafineeritud kookosõli
- 1 tass hakitud porgandit
- 1 peeneks viilutatud seller
- ½ tassi hakitud sibulat

2 jalapeño või serrano paprikat, seemnetest puhastatud (valikuline) ja peeneks hakitud (vtjootraha)

1 14,5 untsi purki tulel röstitud kuubikuteks lõigatud tomatid ilma soolata, kuivatamata

1 8-untsi purki tomatikastet ilma lisatud soolata

1 tl soolamata garam masala

3 keskmist suvikõrvitsat

½ tl musta pipart

Värsked koriandri lehed

1. Kui kasutate kanakintsu, lõigake iga reietükk kolmeks tükiks. Kana rinnapoolikute kasutamisel lõigake kumbki rinnapool 2-tollisteks tükkideks, lõigake paksud osad horisontaalselt pooleks, et need oleksid õhemad. Aseta kana suurde taassuletavasse kilekotti; kõrvale panema. Marinaadi jaoks sega väikeses kausis 1/2 tassi kookospiima, küüslauk, ingver, koriander, paprika, köömned ja kardemon. Vala marinaad kotis olevale kanale. Sulgege kott ja keerake kana katteks. Asetage kott keskmisesse kaussi; marineerida külmkapis 4-6 tundi, aeg-ajalt kotti keerates.

2. Kuumuta grill. Kuumuta suurel pannil keskmisel kuumusel 2 spl kookosõli. Lisa porgand, seller ja sibul; küpseta 6–8 minutit või kuni köögiviljad on pehmed, aeg-ajalt segades. Lisa jalapenod; keetke ja segage uuesti 1 minut. Lisa nõrutamata tomatid ja tomatikaste. Lase keema tõusta; vähendada kuumust. Hauta kaaneta umbes 5 minutit või kuni kaste veidi pakseneb.

3. Nõruta kana, visake marinaad ära. Laota kanatükid ühe kihina röstimispanni kuumutamata restile. Küpseta

5–6 tolli kuumusest 8–10 minutit või kuni kana ei ole enam roosa, keerates seda poole küpsetamise ajal. Lisage pannil olevale tomatisegule keedetud kanatükid ja ülejäänud ¼ tassi kookospiima. Küpseta 1 kuni 2 minutit või kuni see on läbi kuumutatud. Eemaldage kuumusest; sega sisse garam masala.

4. Lõika suvikõrvitsal otsad ära. Lõika suvikõrvits julienne lõikuri abil pikkadeks õhukesteks ribadeks. Kuumutage eriti suurel pannil ülejäänud 2 spl kookosõli keskmisel-kõrgel kuumusel. Lisa suvikõrvitsaribad ja must pipar. Küpseta ja sega 2–3 minutit või kuni suvikõrvits on krõbe.

5. Serveerimiseks jaga suvikõrvits nelja serveerimistaldriku vahel. Tõsta peale kanasegu. Kaunista koriandrilehtedega.

KANA REIED RAS EL HANOUT

ETTEVALMISTUS: 20 minutit küpsetamist: 40 minutit: 4 portsjonit

RAS EL HANOUT ON KOMPLEKSJA EKSOOTILINE SEGU MAROKO VÜRTSIDEST. FRAAS TÄHENDAB ARAABIA KEELES "POE JUHT", MIS TÄHENDAB, ET SEE ON AINULAADNE SEGU PARIMATEST VÜRTSIDEST, MIDA VÜRTSIMÜÜJAL PAKKUDA ON. RAS EL HANOUT'I JAOKS POLE KINDLAT RETSEPTI, KUID SEE SISALDAB SAGELI INGVERI, ANIISI, KANEELI, MUSKAATPÄHKLI, PIPRATERADE, NELGI, KARDEMONI, KUIVATATUD LILLEDE (NT LAVENDEL JA ROOS), NIGELLA, MUSKAATI, GALANGALI JA KURKUMI SEGU.

- 1 spl jahvatatud köömneid
- 2 tl jahvatatud ingverit
- 1 ja pool teelusikatäit musta pipart
- 1 ja pool teelusikatäit jahvatatud kaneeli
- 1 tl jahvatatud koriandrit
- 1 tl Cayenne'i pipart
- 1 tl jahvatatud piment
- ½ tl jahvatatud nelki
- ¼ tl jahvatatud muskaatpähklit
- 1 tl safrani niidid (valikuline)
- 4 spl rafineerimata kookosõli
- 8 kondiga kanakintsu
- 1 8-untsi pakk värskeid seeni, viilutatud
- 1 tass hakitud sibulat

1 tass hakitud punast, kollast või rohelist paprikat (1 suur)

4 roma tomatit, südamikust puhastatud, seemnetest puhastatud ja tükeldatud

4 küüslauguküünt, hakitud

2 13,5-untsi purki naturaalset kookospiima (nt Nature's Way)

3-4 supilusikatäit värsket laimimahla

¼ tassi peeneks hakitud värsket koriandrit

1. Ras el hanouti jaoks sega keskmises uhmris või väikeses kausis köömned, ingver, must pipar, kaneel, koriander, Cayenne'i pipar, piment, nelk, muskaatpähkel ja soovi korral safran. Jahvata nuiaga või sega lusikaga korralikult läbi. Kõrvale panemiseks.

2. Kuumuta väga suurel pannil keskmisel kuumusel 2 spl kookosõli. Puista kanakintsudele 1 supilusikatäis ras el hanout'i. Lisa kana pannile; küpseta 5–6 minutit või kuni see on pruunistunud, keerates seda poole küpsetamise ajal üks kord. Eemaldage kana pannilt; hoida soojas.

3. Kuumuta samal pannil keskmisel kuumusel ülejäänud 2 spl kookosõli. Lisa seened, sibul, paprika, tomatid ja küüslauk. Küpseta ja sega umbes 5 minutit või kuni köögiviljad on pehmed. Sega juurde kookospiim, laimimahl ja 1 spl ras el hanout. Tõsta kana pannile tagasi. Lase keema tõusta; vähendada kuumust. Hauta kaanega umbes 30 minutit või kuni kana on pehme (175 °F).

4. Serveeri kana, juurvilju ja salsat kaussides. Kaunista koriandriga.

Märkus. Ras el Hanouti jääke säilitage kaanega mahutis kuni 1 kuu.

STAR FRUIT ADOBO KANAKINTSUD HAUTATUD SPINATIGA

ETTEVALMISTUS:40 minutit marineerimist: 4 kuni 8 tundi küpsetamist: 45 minutit: 4 portsjonit

VAJADUSEL PATSUTA SEE KUIVAKSPABERRÄTIKUGA PÄRAST MARINAADIST VÄLJUMIST ENNE KÕRBEMIST. LIHALE JÄÄNUD VEDELIK PRITSIB KUUMA ÕLI SISSE.

8 kondiga kanakintsu (1 1/2 kuni 2 naela), nahata
¾ tassi õuna- või siidriäädikat
¾ tassi värsket apelsinimahla
½ tassi vett
¼ tassi hakitud sibulat
¼ tassi hakitud värsket koriandrit
4 küüslauguküünt, hakitud
½ tl musta pipart
1 supilusikatäis oliiviõli
1 tärnvili (karambola), viilutatud
1 tass kanalihapuljongit (vt<u>retsept</u>) või kanapuljong ilma soolata
2 pakki 9 untsi värskeid spinatilehti
Värsked koriandri lehed (valikuline)

1. Asetage kana roostevabast terasest või emailitud Hollandi ahju; kõrvale panema. Sega keskmises kausis äädikas, apelsinimahl, vesi, sibul, 1/4 tassi hakitud koriandrit, küüslauku ja pipart; vala kana peale. Kata ja jäta 4-8 tunniks külmkappi marineeruma.

2. Kuumuta kanasegu Hollandi ahjus keskmisel-kõrgel kuumusel keema; vähendada kuumust. Katke ja hautage 35–40 minutit või kuni kana ei ole enam roosa (175 °F).

3. Kuumuta eriti suurel pannil õli keskmisel-kõrgel kuumusel. Eemaldage kana tangidega Hollandi ahjust, raputades õrnalt, et keeduvedelik maha tilguks; toiduvalmistamise vedeliku reserv. Pruunista kana igast küljest, keerates sageli ühtlaseks pruuniks.

4. Vahepeal kurna kastme jaoks keeduvedelik; tagasi hollandi ahju. Kuumuta keemiseni. Hauta umbes 4 minutit, et see väheneks ja veidi pakseneks; lisa karambola; keeda veel 1 minut. Pange kastmekana tagasi Hollandi ahju. Eemaldage kuumusest; kate soojas hoidmiseks.

5. Puhastage pann. Vala pannile kanakondipuljong. Kuumuta keskmisel-kõrgel kuumusel keemiseni; sega hulka spinat. Vähendage kuumust; hauta pidevalt segades 1–2 minutit või kuni spinat on lihtsalt närbunud. Tõsta spinat lusika abil serveerimistaldrikule. Kõige peale kana ja kaste. Soovi korral puista peale koriandrilehti.

KANAKAPSAS POBLANO TACOS TŠILLI MAJONEESIGA

ETTEVALMISTUS:25 minutit keetmist: 40 minutit 4 portsjoni jaoks

SERVEERIGE NEID SEGASEID, KUID MAITSVAID TACOSIDKAHVLIGA, ET PÜÜDA KINNI TÄIDIS, MIS KAPSALEHELT SÖÖMISE AJAL MAHA KUKUB.

1 supilusikatäis oliiviõli

2 poblano tšillit, seemnetest puhastatud (valikuline) ja tükeldatud (vtjootraha)

½ tassi hakitud sibulat

3 küüslauguküünt, hakitud

1 spl soolata tšillipulbrit

2 tl jahvatatud köömneid

½ tl musta pipart

1 8-untsi purki tomatikastet ilma lisatud soolata

¾ tassi kana kondipuljongit (vtretsept) või kanapuljong ilma soolata

1 tl kuivatatud Mehhiko pune, tükeldatud

1 1/2 naela nahata, kondita kana reied

10–12 keskmist kuni suurt kapsalehte

Chipotle Paleo Mayo (vtretsept)

1. Kuumuta ahi temperatuurini 350 ° F. Kuumuta suurel pannil õli keskmisel-kõrgel kuumusel. Lisage poblano tšillid, sibul ja küüslauk; keetke ja segage 2 minutit. Segage tšillipulber, köömned ja must pipar; küpseta ja sega uuesti 1 minut (vajadusel alanda kuumust, et vältida vürtside kõrbemist).

2. Lisa pannile tomatikaste, kanapuljong ja pune. Kuumuta keemiseni. Aseta kanakintsud ettevaatlikult tomatisegusse. Kata pann kaanega. Küpseta umbes 40 minutit või kuni kana on pehme (175 °F), keerates kana pooleldi.

3. Eemaldage kana pannilt; jahuta veidi. Rebi kana kahe kahvli abil väikesteks tükkideks. Sega tükeldatud kana pannil tomatisegu hulka.

4. Serveerimiseks tõsta lusikaga kanasegu kapsalehtedesse; top Chipotle Paleo Mayoga.

KANAHAUTIS BEEBIPORGANDI JA BOK CHOYGA

ETTEVALMISTUS:15 minutit keetmist: 24 minutit puhkust: 2 minutit: 4 portsjonit

BABY BOK CHOY ON VÄGA ÕRNJA SAAB HETKEGA ÜLE KÜPSEDA. ET SEE JÄÄKS KRÕBE JA VÄRSKE MAITSEGA, MITTE NÄRBUNUD JA LÄBIMÄRJAKS, VEENDUGE, ET SEE AURUTAKS KAANEGA KUUMAS POTIS (TULULT MAHA) ENNE HAUTISE SERVEERIMIST MITTE KAUEM KUI 2 MINUTIT.

- 2 supilusikatäit oliiviõli
- 1 porrulauk, viilutatud (valged ja helerohelised osad)
- 4 tassi kana kondipuljongit (vt retsept) või kanapuljong ilma soolata
- 1 tass kuiva valget veini
- 1 spl Dijoni stiilis sinepit (vt retsept)
- ½ tl musta pipart
- 1 oksake värsket tüümiani
- 1 ¼ naela nahata kondita kana reied, lõigatud 1-tollisteks tükkideks
- 8 untsi ülaosaga porgandit, kooritud, kärbitud ja pikuti poolitatud või 2 keskmist porgandit diagonaalselt lõigatud
- 2 tl peeneks hakitud sidrunikoort (kõrvale tõstetud)
- 1 supilusikatäis värsket sidrunimahla
- 2 pead baby bok choy
- ½ tl hakitud värsket tüümiani

1. Kuumuta suures kastrulis keskmisel kuumusel 1 spl oliiviõli. Küpseta porrulauku kuumas õlis 3-4 minutit või kuni see on närbunud. Lisa kanakondipuljong, vein, Dijoni stiilis sinep, ¼ tl pipart ja tüümianioksake. Lase keema tõusta; vähendada kuumust. Küpseta 10–12 minutit või kuni vedelik on vähenenud umbes kolmandiku võrra. Visake tüümiani oks ära.

2. Samal ajal kuumuta Hollandi ahjus ülejäänud 1 spl oliiviõli keskmisel-kõrgel kuumusel. Puista kana peale ülejäänud ¼ tl pipraga. Küpseta kuumas õlis umbes 3 minutit või kuni pruunistumiseni, aeg-ajalt segades. Vajadusel tühjendage rasv. Lisage ettevaatlikult potti vähendatud puljongi segu, kraapides üles kõik pruunid tükid; lisa porgandid. Lase keema tõusta; vähendada kuumust. Hauta kaaneta 8–10 minutit või kuni porgandid on pehmed. Lisa sidrunimahl. Lõika bok choy pikuti pooleks. (Kui bok choy pead on suured, lõigake need neljandikku.) Asetage bok choy potti kana peale. Katke ja eemaldage kuumusest; lase seista 2 minutit.

3. Vala hautis madalatesse kaussidesse. Puista peale sidrunikoor ja hakitud tüümian.

SALATIMÄHISTEGA PRAETUD KANA KAŠUPÄHKLID

ALGUSEST LÕPUNI:45 minutit tagasi: 4 kuni 6 portsjonit

LEIATE KAHTE TÜÜPI FAILEKOOKOSÕLI RIIULITEL: RAFINEERITUD JA EKSTRA NEITSI VÕI RAFINEERIMATA. NAGU NIMIGI ÜTLEB, PÄRINEB EKSTRA NEITSI KOOKOSÕLI VÄRSKE, TOORE KOOKOSPÄHKLI ESMAKORDSEL PRESSIMISEL. SEE ON ALATI PARIM VALIK KESKMISEL KUNI KESKMISEL-KÕRGEL KUUMUSEL KÜPSETAMISEL. RAFINEERITUD KOOKOSÕLIL ON KÕRGEM SUITSUPUNKT, SEEGA KASUTAGE SEDA AINULT KÕRGEL KUUMUSEL KÜPSETAMISEL.

1 supilusikatäis rafineeritud kookosõli

1 1/2 kuni 2 naela nahata kondita kana reied, lõigatud õhukesteks ribadeks

3 punast, oranži ja/või kollast paprikat, varred, seemned ja õhukesed viilud

1 punane sibul, pikuti poolitatud ja õhukesteks viiludeks

1 tl peeneks hakitud apelsinikoort (kõrvale tõstetud)

½ tassi värsket apelsinimahla

1 supilusikatäis värsket hakitud ingverit

3 küüslauguküünt, hakitud

1 tass tooreid soolamata india pähkleid, röstitud ja jämedalt hakitud (vt jootraha)

½ tassi viilutatud rohelist šalottsibulat (4)

8-10 või- või jääsalatilehte

1. Kuumuta vokkpannil või suurel pannil kõrgel kuumusel kookosõli. Lisa kana; keetke ja segage 2

minutit. Lisage paprika ja sibul; küpseta ja sega 2–3 minutit või kuni köögiviljad hakkavad pehmenema. Eemaldage kana ja köögiviljad wokist; hoida soojas.

2. Puhasta vokk paberrätikuga. Lisa vokkpannile apelsinimahl. Küpseta umbes 3 minutit või kuni mahl keeb ja väheneb veidi. Lisa ingver ja küüslauk. Keeda ja sega 1 minut. Tõsta kana ja pipra segu tagasi vokki. Sega hulka apelsinikoor, india pähklid ja šalottsibul. Serveeri salatilehtedel segades praadides.

VIETNAMI KOOKOSE SIDRUNHEINA KANA

ALGUSEST LÕPUNI: 30 minutit tagasi: 4 portsjonit

SEE KIIRE KOOKOSKARRISEE VÕIB OLLA LAUAL 30 MINUTI PÄRAST ALATES HAKKIMISE ALUSTAMISEST, MISTÕTTU ON SEE IDEAALNE KESKNÄDALANE ÕHTUSÖÖK.

1 spl rafineerimata kookosõli

4 sidrunheina vart (ainult heledad osad)

1 3,2-untsi pakend austrisseeni, tükeldatud

1 suur sibul, õhukeselt viilutatud, rõngad pooleks lõigatud

1 värske jalapeño, seemnetest puhastatud ja peeneks hakitud (vt jootraha)

2 supilusikatäit värsket hakitud ingverit

3 hakitud küüslauguküünt

1 1/2 naela nahata, kondita kana reied, õhukesteks viiludeks ja kuubikuteks

½ tassi naturaalset kookospiima (nt Nature's Way)

½ tassi kana kondipuljongit (vt retsept) või kanapuljong ilma soolata

1 spl soolamata punase karri pulbrit

½ tl musta pipart

½ tassi hakitud värskeid basiiliku lehti

2 supilusikatäit värsket laimimahla

Magustamata kookoshelbed (valikuline)

1. Kuumuta väga suurel pannil keskmisel kuumusel kookosõli. Lisa sidrunhein; küpseta ja sega 1 minut. Lisage seened, sibul, jalapeño, ingver ja küüslauk;

küpseta ja sega 2 minutit või kuni sibul on pehme. Lisa kana; küpseta umbes 3 minutit või kuni kana on läbi küpsenud.

2. Sega väikeses kausis kookospiim, kanapuljong, karripulber ja must pipar. Lisa pannil praekana segule; küpseta 1 minut või kuni vedelik veidi pakseneb. Eemaldage kuumusest; lisa värske basiilik ja laimimahl. Soovi korral puista portsjonid kookospähkliga.

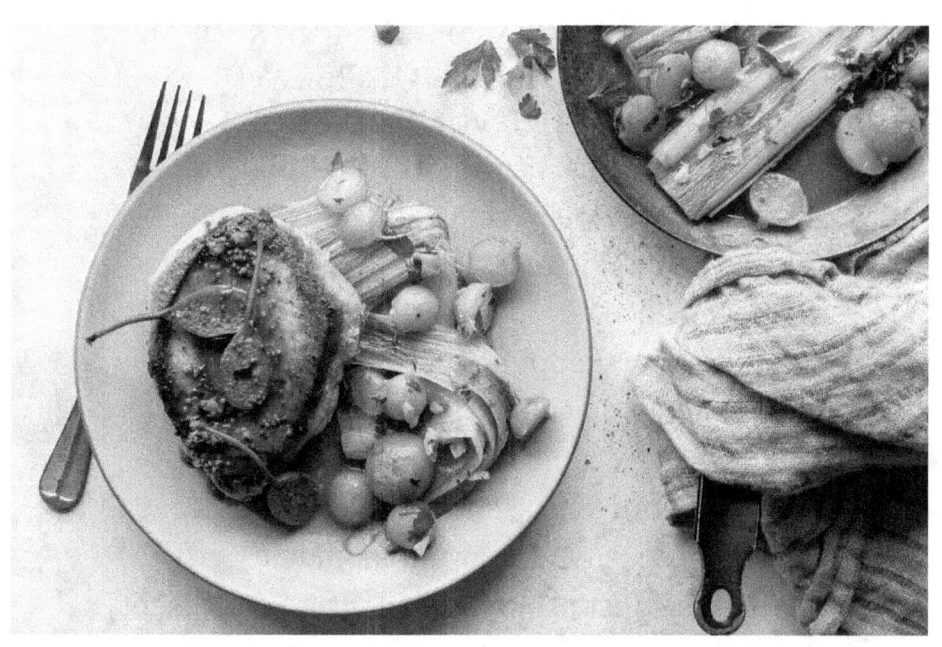

GRILLITUD KANASALAT JA ÕUNAESKAROOL

ETTEVALMISTUS: Grilli 30 minutit: 12 minutit 4 portsjoni jaoks

KUI SULLE MEELDIB MAGUSAM ÕUN, MINE KOOS MEE KRÕBEDAGA. KUI TEILE MEELDIB HAPUKAS ÕUN, KASUTAGE GRANNY SMITHI VÕI PROOVIGE TASAKAALU SAAVUTAMISEKS NENDE KAHE SORDI SEGU.

3 keskmist Honeycrispi või Granny Smithi õuna
4 tl ekstra neitsioliiviõli
½ tassi peeneks hakitud šalottsibulat
2 spl hakitud värsket peterselli
1 spl linnulihamaitseainet
Endiiv 3–4 peaga, neljandikku
1 nael jahvatatud kana- või kalkunirind
⅓ tassi hakitud röstitud sarapuupähkleid*
⅓ tassi klassikalist prantsuse vinegretti (vt retsept)

1. Lõika pooleks ja eemalda südamik. Koori ja haki peeneks 1 õun. Kuumuta keskmisel pannil keskmisel kuumusel 1 tl oliiviõli. Lisa tükeldatud õun ja šalottsibul; küpseta pehmeks. Sega juurde petersell ja linnulihamaitseaine. Tõsta kõrvale jahtuma.

2. Vahepeal eemalda ülejäänud 2 õunast südamikud ja lõika viiludeks. Pintselda õunaviilude ja eskarooli lõikeküljed ülejäänud oliiviõliga. Sega suures kausis kana ja jahutatud õunasegu. Jaga kaheksaks osaks; vormi igast osast 2-tollise läbimõõduga pätsike.

3. Söe- või gaasigrilli jaoks tõsta kanakotletid ja õunaviilud restile otse keskmisel kuumusel. Kata kaanega ja grilli 10 minutit, poole küpsetamise ajal üks kord keerake. Lisa eskarool, lõika küljed allapoole. Katke ja grillige 2–4 minutit või kuni eskarool on kergelt söestunud, õunad pehmed ja kanalihapallid (165 °F) läbi küpsenud.

4. Haki eskarool jämedalt. Jaga eskarool nelja serveerimisroa vahel. Komplektis kanalihapallid, õunaviilud ja sarapuupähklid. Kleit klassikalise prantsuse vinegretiga.

* Näpunäide: pähklite röstimiseks eelsoojendage ahi temperatuurini 350 ° F. Laotage pähklid ühe kihina madalale röstimispannile. Küpseta 8–10 minutit või kuni see on kergelt röstitud, segades üks kord ühtlaseks röstimiseks. Jahuta pähkleid veidi. Asetage kuumad pähklid puhtale köögirätikule; hõõruge rätikuga, et eemaldada lahtised nahad.

TOSCANA KANASUPP LEHTKAPSAPAELTEGA

ETTEVALMISTUS:15 minutit keetmist: 20 minutit: 4 kuni 6 portsjonit

LUSIKATÄIS PESTOT— TEIE VALITUD BASIILIK VÕI RUKOLA — LISAB SELLELE SOOLASELE SUPILE SUUREPÄRASE MAITSE, MIS ON MAITSESTATUD SOOLAVABA LINNULIHAMAITSEAINEGA. SELLEKS, ET LEHTKAPSAPAELAD OLEKSID VÕIMALIKULT SÄRAVAD JA TOITAINETERIKKAD, KÜPSETA NEID AINULT NÄRBUMISENI.

- 1 nael jahvatatud kana
- 2 spl soolamata linnulihamaitseainet
- 1 tl peeneks hakitud sidrunikoort
- 1 supilusikatäis oliiviõli
- 1 tass hakitud sibulat
- ½ tassi hakitud porgandit
- 1 tass hakitud sellerit
- 4 küüslauguküünt, viilutatud
- 4 tassi kana kondipuljongit (vt_retsept_) või kanapuljong ilma soolata
- 1 14,5-untsine purk tulel röstitud tomatid ilma lisatud soolata, kuivatamata
- 1 hunnik Lacinato savoia kapsast (Toscana), varred eemaldatud, ribadeks lõigatud
- 2 supilusikatäit värsket sidrunimahla
- 1 tl hakitud värsket tüümiani
- Basiiliku pesto või rakett (vt_retseptid_)

1. Sega keskmises kausis jahvatatud kanaliha, linnulihamaitseaine ja sidrunikoor. Sega hästi.

2. Kuumuta Hollandi ahjus oliiviõli keskmisel kuumusel. Lisage kana, sibula, porgandi ja selleri segu; küpseta 5–8 minutit või kuni kana ei ole enam roosa, segage puulusikaga, et liha purustada, ja lisage küüslauguküüned küpsetamise viimasel minutil. Lisa kanakondipuljong ja tomatid. Lase keema tõusta; vähendada kuumust. Kata kaanega ja hauta 15 minutit. Lisa lehtkapsas, sidrunimahl ja tüümian. Hauta kaaneta umbes 5 minutit või kuni lehtkapsas on lihtsalt närbunud.

3. Serveerimiseks vala supp kaussidesse ja kaunista basiiliku või rukola pestoga.

KANA LARB

ETTEVALMISTUS:15 minutit küpsetamist: 8 minutit jahutamist: 20 minutit: 4 portsjonit

SEE POPULAARSE TAI ROA VERSIOONSALATILEHTEDES SERVEERITUD KÕRGELT MAITSESTATUD JAHVATATUD KANA JA KÖÖGIVILJAD ON USKUMATULT KERGED JA MAITSVAD, ILMA LISATUD SUHKRU, SOOLA JA KALAKASTMETA (MIS ON VÄGA KÕRGE NAATRIUMISISALDUSEGA), MIS ON TRADITSIOONILISELT KOOSTISOSADE LOENDIS. KÜÜSLAUGU, TAI TSILLI, SIDRUNHEINA, LAIMIKOORE, LAIMIMAHLA, PIPARMÜNDI JA KORIANDRIGA EI JÄÄ TE NEIST ILMA.

- 1 supilusikatäis rafineeritud kookosõli
- 2 naela jahvatatud kana (95% lahja või jahvatatud rinnatükk)
- 8 untsi nööbiseened, peeneks hakitud
- 1 tass peeneks hakitud punast sibulat
- 1 või 2 Tai tšillit, seemnetest puhastatud ja peeneks hakitud (vtjootraha)
- 2 supilusikatäit hakitud küüslauku
- 2 spl peeneks hakitud sidrunheina*
- ¼ tl jahvatatud nelki
- ¼ tl musta pipart
- 1 spl peeneks hakitud laimikoort
- ½ tassi värsket laimimahla
- ⅓ tassi tihedalt pakitud värskeid piparmündilehti, hakitud

⅓ tassi tihedalt pakitud värsket koriandrit, hakitud
1 pea jääsalatit, eraldatud lehtedeks

1. Kuumuta kookosõli väga suurel pannil keskmisel-kõrgel kuumusel. Lisa jahvatatud kana, seened, sibul, tšilli, küüslauk, sidrunhein, nelk ja must pipar. Küpseta 8–10 minutit või kuni kana on läbi küpsenud, segades puulusikaga, et liha küpsemise ajal puruneks. Vajadusel kurnata. Tõsta kanasegu väga suurde kaussi. Laske jahtuda umbes 20 minutit või kuni see on veidi soojem kui toatemperatuur, aeg-ajalt segades.

2. Sega kanasegusse laimikoor, laimimahl, piparmünt ja koriander. Serveeri salatilehtedel.

* Näpunäide: sidrunheina valmistamiseks läheb vaja teravat nuga. Lõika puitunud vars varre alt ja sitked rohelised labad taime ülaosas. Eemaldage kaks tugevamat välimist kihti. Sul peaks olema umbes 6 tolli pikkune ja kahvatukollakasvalge sidrunheina tükk. Lõika vars horisontaalselt pooleks, seejärel lõika kumbki pool uuesti pooleks. Lõika iga veerand varrest väga õhukeseks.

KANABURGER SZECHWANI KAŠUPÄHKLIKASTMEGA

ETTEVALMISTUS: 30 minutit küpsetamist: 5 minutit grillimist: 14 minutit 4 portsjoni jaoks

KUUMUTAMISEL VALMISTATUD TŠILLIÕLIOLIIVIÕLI PURUSTATUD PUNASE PIPRAGA VÕIB KASUTADA KA MUUL VIISIL. KASUTAGE SEDA VÄRSKETE KÖÖGIVILJADE PRAADIMISEKS VÕI NIRITAGE NEID ENNE RÖSTIMIST VÄHESE TŠILLIÕLIGA.

- 2 supilusikatäit oliiviõli
- ¼ tl hakitud punast pipart
- 2 tassi tooreid india pähkleid, röstitud (vt jootraha)
- ¼ tassi oliiviõli
- ½ tassi hakitud suvikõrvitsat
- ¼ tassi peeneks hakitud murulauku
- 2 küüslauguküünt, hakitud
- 2 tl peeneks hakitud sidrunikoort
- 2 tl riivitud värsket ingverit
- 1 nael jahvatatud kana- või kalkunirind

SZECHWANI INDIA PÄHKLI KASTE
- 1 supilusikatäis oliiviõli
- 2 supilusikatäit peeneks hakitud šalottsibulat
- 1 supilusikatäis riivitud värsket ingverit
- 1 tl Hiina viie vürtsi pulbrit
- 1 tl värsket laimimahla
- 4 rohelist salatilehte või võid

1. Tšilliõli jaoks sega väikeses potis oliiviõli ja purustatud tšilli. Kuumuta tasasel tulel 5 minutit. Eemaldage kuumusest; lase jahtuda.

2. India pähklivõi jaoks asetage india pähklid ja 1 spl oliiviõli blenderisse. Katke ja segage kreemjaks, kraapides vajaduse korral külgedelt ja lisades 1 supilusikatäis korraga oliiviõli, kuni kogu ¼ tassi on ära kasutatud ja või on väga pehme; kõrvale panema.

3. Sega suures kausis suvikõrvits, murulauk, küüslauk, sidrunikoor ja 2 tl ingverit. Lisa jahvatatud kana; sega hästi. Vormi kana segust neli ½ tolli paksust pätsi.

4. Söe- või gaasigrilli jaoks asetage pätsikesed määritud restile otse keskmisele kuumusele. Katke ja grillige 14–16 minutit või kuni valmis (165 °F), keerates üks kord poole küpsetamise ajal.

5. Samal ajal kuumuta salsa jaoks väikesel pannil keskmisel kuumusel oliiviõli. Lisa šalottsibul ja 1 spl ingverit; küpseta keskmisel-madalal kuumusel 2 minutit või kuni šalottsibul on pehmenenud. Lisage ½ tassi india pähklivõid (jäänud india pähklivõi külmikusse kuni 1 nädal), tšilliõli, laimimahla ja viie vürtsi pulbrit. Küpseta veel 2 minutit. Eemaldage kuumusest.

6. Serveeri lihapallid salatilehtedel. Nirista üle kastmega.

TÜRGI KANA WRAPID

ETTEVALMISTUS:25 minutit puhkamist: 15 minutit keetmist: 8 minutit: 4 kuni 6 portsjonit

"BAHARAT" TÄHENDAB ARAABIA KEELES LIHTSALT "VÜRTSI".LÄHIS-IDA TOIDUVALMISTAMISEL UNIVERSAALNE MAITSEAINE, SEDA KASUTATAKSE SAGELI KALA, LINNULIHA JA LIHA HÕÕRUMISEKS VÕI SEGATUNA OLIIVIÕLIGA JA KÖÖGIVILJAMARINAADINA. SOOJADE JA MAGUSATE VÜRTSIDE NAGU KANEEL, KÖÖMNED, KORIANDER, NELK JA PAPRIKA KOOSLUS MUUDAB SELLE ERITI AROMAATSEKS. KUIVATATUD PIPARMÜNDI LISAMINE ON TÜRGI KEERDKÄIK.

- ⅓ tassi maitsestamata kuivatatud aprikoose
- ⅓ tassi hakitud kuivatatud viigimarju
- 1 spl rafineerimata kookosõli
- 1 1/2 naela jahvatatud kanarind
- 3 tassi viilutatud porrulauku (ainult valged ja helerohelised osad) (3)
- ⅔ õhukeseks viilutatud keskmised rohelised ja/või punased paprikad
- 2 supilusikatäit Baharati maitseainet (vt_retsept_, all)
- 2 küüslauguküünt, hakitud
- 1 tass kuubikuteks lõigatud ja seemnetega tomatit (2 keskmist)
- 1 tass tükeldatud ja seemnetega kurki (½ pool)
- ½ tassi soolamata kooritud pistaatsiapähklid, röstitud (vt_jootraha_)
- ¼ tassi hakitud värsket piparmünti

¼ tassi hakitud värsket peterselli

8 kuni 12 suurt või suursalatilehte

1. Asetage aprikoosid ja viigimarjad väikesesse kaussi. Lisa ⅔ tassi keeva vett; lase 15 minutit puhata. Nõruta, jättes alles 1/2 tassi vedelikku.

2. Samal ajal kuumuta väga suurel pannil keskmisel kuumusel kookosõli. Lisa jahvatatud kana; küpseta 3 minutit, segades puulusikaga, et liha küpsemise ajal puruneks. Lisa porrulauk, paprika, Baharati maitseaine ja küüslauk; küpseta ja sega umbes 3 minutit või kuni kana on läbi küpsenud ja pipar on pehme. Lisa aprikoosid, viigimarjad, konserveeritud vedelik, tomatid ja kurk. Küpseta ja segage umbes 2 minutit või kuni tomatid ja kurk hakkavad lagunema. Sega hulka pistaatsiapähklid, piparmünt ja petersell.

3. Serveeri kana ja rohelisi salatilehtedesse keeratuna.

Baharati maitsestamine: ühendage väikeses kausis 2 spl magusat paprikat; 1 supilusikatäis musta pipart; 2 tl kuivatatud piparmünt, peeneks hakitud; 2 tl jahvatatud köömneid; 2 tl jahvatatud koriandrit; 2 tl jahvatatud kaneeli; 2 tl jahvatatud nelki; 1 tl jahvatatud muskaatpähkel; ja 1 tl jahvatatud kardemoni. Hoida tihedalt suletud anumas toatemperatuuril. Teeb umbes ½ tassi.

HISPAANIA CORNISH KANAD

ETTEVALMISTUS:10 minutit küpsetamist: 30 minutit grillimist: 6 minutit küpsetamist: 2 kuni 3 portsjonit

SEE RETSEPT EI SAAKS OLLA LIHTSAM— JA TULEMUSED ON TÄIESTI HÄMMASTAVAD. SUURED KOGUSED SUITSUPAPRIKAT, KÜÜSLAUKU JA SIDRUNIT ANNAVAD NEILE VÄIKESTELE LINDUDELE SUURE MAITSE.

2 1 1/2 naela Cornish kanad, sulatatud, kui need on külmunud

1 supilusikatäis oliiviõli

6 küüslauguküünt, hakitud

2-3 spl magusat suitsupaprikat

¼ kuni ½ tl Cayenne'i pipart (valikuline)

2 sidrunit, lõigatud neljandikku

2 supilusikatäit hakitud värsket peterselli (valikuline)

1. Kuumuta ahi temperatuurini 375 ° F. Ulukkanade veerandimiseks kasutage köögikääre või teravat nuga, et lõigata mööda kitsast selgroogu mõlemalt poolt. Avage lind liblikaga ja lõigake kana rinnal pooleks. Eemaldage tagaveerandid, lõigates nahka ja viljaliha, eraldades reied rinnast. Hoidke tiib ja rind puutumata. Määri Cornish kanatükid oliiviõliga. Puista peale hakitud küüslauk.

2. Asetage kanatükid, nahk ülespoole, eriti suurele röstimispannile. Puista peale suitsupaprika ja cayenne'i pipar. Pigista kanadele sidruniveerandid; lisa pannile sidruniveerandid. Keera pannil kanatükid

nahaga allapoole. Kata ja küpseta 30 minutit. Eemaldage pann ahjust.

3. Kuumuta grill. Pöörake tangide abil tükid. Reguleerige ahjuresti. Grillige 4–5 tolli kuumusest 6–8 minutit, kuni nahk on pruunistunud ja kanad on küpsetatud (175 °F). Nirista pannimahlaga. Soovi korral puista peale peterselli.

PISTAATSIA CORNISH KANAD RAKETI, APRIKOOSI JA APTEEGITILLI SALATIGA

ETTEVALMISTUS:30 minutit külma: 2-12 tundi röstimist: 50 minutit puhkust: 10 minutit 8 portsjoni jaoks

VALMIS PISTAATSIA PESTOPETERSELLI, TÜÜMIANI, KÜÜSLAUGU, APELSINIKOORE, APELSINIMAHLA JA OLIIVIÕLIGA TOPITAKSE IGA LINNU NAHA ALLA ENNE MARINEERIMIST.

- 4 Cornish ulukikana kaaluga 20-24 untsi
- 3 tassi tooreid pistaatsiapähkel
- 2 supilusikatäit peeneks hakitud värsket itaalia peterselli (lame leht).
- 1 spl hakitud tüümiani
- 1 suur küüslauguküüs, hakitud
- 2 tl peeneks hakitud apelsinikoort
- 2 supilusikatäit värsket apelsinimahla
- ¾ tassi oliiviõli
- 2 suurt sibulat, õhukeselt viilutatud
- ½ tassi värsket apelsinimahla
- 2 supilusikatäit värsket sidrunimahla
- ¼ tl värskelt jahvatatud musta pipart
- ¼ tl kuiva sinepit
- 2 5-untsist raketipakki
- 1 suur apteegitilli sibul, õhukeselt viilutatud
- 2 supilusikatäit hakitud apteegitilli lehti
- 4 aprikoosi, kivideta ja õhukesteks viiludeks lõigatud

1. Loputage Cornish ulukikanade õõnsused. Seo jalad kokku 100% puuvillase kööginööriga. Tõmmake tiivad kehade alla; kõrvale panema.

2. Sega köögikombainis või blenderis pistaatsiapähklid, petersell, tüümian, küüslauk, apelsinikoor ja apelsinimahl. Blenderda, kuni moodustub jäme pasta. Kui protsessor töötab, lisage aeglase ja ühtlase joana ¼ tassi oliiviõli.

3. Lõdvendage sõrmede abil kanarinda küljelt nahk tasku tegemiseks. Jaotage veerand pistaatsiapähklite segust ühtlaselt naha alla. Korrake ülejäänud kanade ja pistaatsiapähklite seguga. Laota viilutatud sibul röstimispanni põhja; asetage kanad, rinnapool ülespoole, sibulate peale. Kata kaanega ja pane 2-12 tunniks külmkappi.

4. Kuumuta ahi temperatuurini 425 ° F. Küpseta kanu 30–35 minutit või kuni reielihasesse sisestatud kiirloetav termomeeter registreerib temperatuuri 175 ° F.

5. Vahepeal sega väikeses kausis kastmeks apelsinimahl, sidrunimahl, pipar ja sinep. Sega hästi. Lisage ülejäänud ½ tassi oliiviõli aeglase ja ühtlase joana, pidevalt segades.

6. Salati jaoks sega suures kausis rukola, apteegitill, apteegitilli lehed ja aprikoosid. Nirista kergelt üle maitseainetega; hästi visata. Reserveerige täiendav side mõneks muuks otstarbeks.

7. Eemaldage kanad ahjust; venitage lõdvalt fooliumiga ja laske 10 minutit puhata. Serveerimiseks jaga salat

võrdselt kaheksa serveerimistaldriku vahel. Lõika kanad pikuti pooleks; pane pooled kanad salatitele. Serveeri kohe.

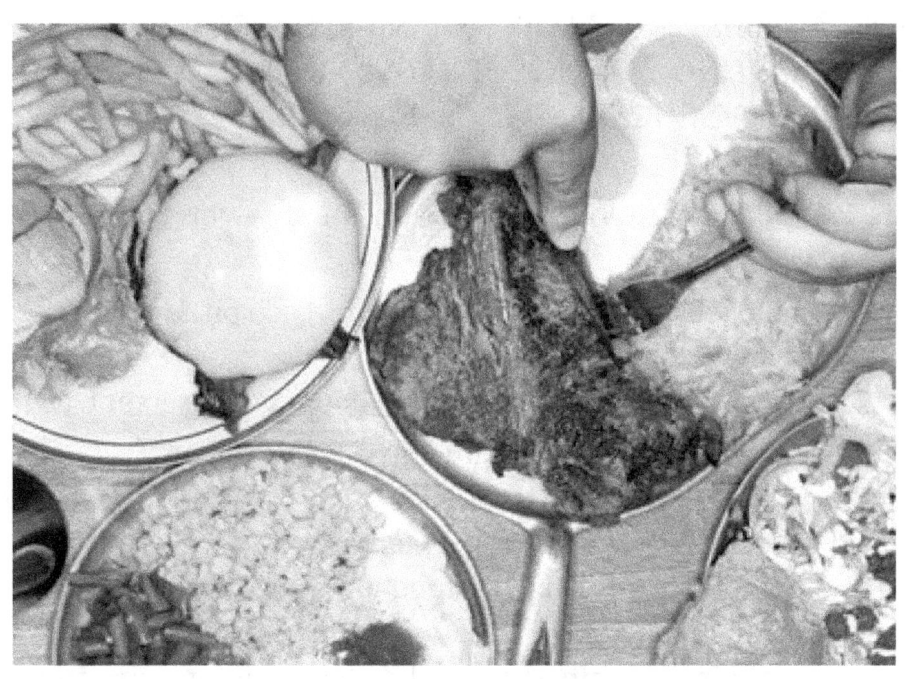

RÖSTITUD KALKUN KÜÜSLAUGUJUUREPUDRUGA

ETTEVALMISTUS:1 tund röstimist: 2 tundi 45 minutit puhkust: 15 minutit: 12 kuni 14 portsjonit

OTSIGE KALKUNIT, MILLEL ONSELLELE EI SÜSTITUD SOOLALAHUST. KUI SILDIL ON KIRJAS "BOOSTED" VÕI "SELF-BASTING", ON SEE TÕENÄOLISELT TÄIS NAATRIUMI JA MUID LISAAINEID.

- 1 kalkun 12-14 naela
- 2 supilusikatäit Vahemere maitseainet (vt<u>retsept</u>)
- ¼ tassi oliiviõli
- 3 naela keskmist porgandit, kooritud, kärbitud ja pikuti pooleks või neljaks lõigatud
- 1 retsept Purustatud juured küüslauguga (vt<u>retsept</u>, all)

1. Kuumuta ahi temperatuurini 425 ° F. Eemaldage kalkunilt kael ja sisemused; soovi korral reserveerida muuks kasutamiseks. Eemaldage nahk ettevaatlikult rinna servast. Viige sõrmed naha alla, et tekiks rinnale ja trummipulkadele tasku. Lusikas 1 spl Vahemere maitseainet naha alla; kasutage sõrmi, et see ühtlaselt rinnale ja trummipulkadele laiali hajutada. Tõmmake kaela nahk tagasi; kinnita vardaga. Keerake trummipulkade otsad nahkrihma all läbi saba. Kui nahast riba pole, seo trummipulgad 100% puuvillase kööginööriga tihedalt saba külge. Keerake tiivaotsad selja alla.

2. Asetage kalkun, rinnapool ülespoole, restile eriti suurele röstimispannile. Pintselda kalkunit 2 spl õliga. Piserdage kalkunit ülejäänud Vahemere

kastmega. Sisestage ahjulihatermomeeter reie sisemise lihase keskele; termomeeter ei tohiks luuga kokku puutuda. Kata kalkun fooliumiga.

3. Rösti 30 minutit. Alandage ahju temperatuuri 325 ° F. Röstige 1 1/2 tundi. Segage eriti suures kausis porgandid ja ülejäänud 2 supilusikatäit õli; viska mantlile. Laota porgandid suurele servaga ahjuplaadile. Eemaldage kalkunilt foolium ja lõigake nahariba või nöör kintsude vahele. Rösti porgandit ja kalkunit 45 minutit kuni 1¼ tundi kauem või kuni termomeeter registreerib 175 °F.

4. Tõsta kalkun ahjust välja. kate; lase seista 15-20 minutit enne skulptuuri tegemist. Serveeri kalkunit porgandi- ja küüslaugujuurepüreega.

Küüslaugujuurepüree: lõigake ja koorige 3–3 1/2 naela rutabaga ja 1 1/2–2 naela sellerijuurt; lõika 2-tollisteks tükkideks. Keeda 6-liitrises kastrulis kaalikat ja juurselleri piisavalt keevas vees 25–30 minutit või kuni need on väga pehmed. Samal ajal sega kastrulis 3 supilusikatäit ekstra neitsioliiviõli ja 6-8 hakitud küüslauguküünt. Küpseta madalal kuumusel 5–10 minutit või kuni küüslauk on väga lõhnav, kuid mitte pruunistunud. Lisa ettevaatlikult 3/4 tassi kanapuljongit (vt retsept) või kanapuljong ilma soolata. Lase keema tõusta; eemalda kuumusest. Nõruta köögiviljad ja pane potti tagasi. Püreesta köögiviljad kartulipuksuriga või klopi madalal kuumusel elektrimikseriga läbi. Lisa 1/2 tl musta pipart. Püreesta või vispelda vähehaaval puljongisegusse, kuni köögiviljad on segunenud ja peaaegu ühtlased. Vajadusel lisage soovitud konsistentsi saavutamiseks 1/4 tassi kanapuljongit.

PESTO JA RUKOLASALATIGA TÄIDETUD KALKUNIRIND

ETTEVALMISTUS:30 minutit röstimist: 1 tund 30 minutit puhkust: 20 minutit: 6 portsjonit

SEE ON MÕELDUD VALGE LIHA AUSTAJATELESEAL: KRÕBEDA NAHAGA KALKUNIRIND, MIS ON TÄIDETUD PÄIKESEKUIVATATUD TOMATITE, BASIILIKU JA VAHEMERE VÜRTSIDEGA. ÜLEJÄÄKIDEST SAAB SUUREPÄRASE LÕUNASÖÖGI.

1 tass maitsestamata päikesekuivatatud tomateid (mitte õlisse pakitud)

1 4-naeline kondita kalkuni rinnapoolik koos nahaga

3 tl Vahemere maitseainet (vt retsept)

1 tass lahtisi värskeid basiiliku lehti

1 supilusikatäis oliiviõli

8 untsi beebi rukola

3 suurt tomatit, poolitatud ja viilutatud

¼ tassi oliiviõli

2 supilusikatäit punase veini äädikat

must pipar

1 ja pool tassi basiiliku pestot (vt retsept)

1. Kuumuta ahi temperatuurini 375 ° F. Valage väikeses kausis päikesekuivatatud tomatitele nii palju keevat vett, et need oleksid kaetud. Laske seista 5 minutit; kurna ja haki need peeneks.

2. Asetage kalkuni rinnatükk, nahk allapoole, suurele kilelehele. Asetage kalkuni peale veel üks kileleht. Kasutades lihapehmendaja lamedat külge, tampige

rinnatükk õrnalt ühtlaselt paksuks, umbes 3/4 tolli paksuseks. Visake plastikümbris ära. Puista lihale 1 1/2 tl Vahemere maitseainet. Tõsta peale tomatid ja basiilikulehed. Keera kalkunirind ettevaatlikult kokku, hoides nahka väljastpoolt. Kasutades 100% puuvillast kööginööri, siduge röst kinnitamiseks neljast kuni kuuest kohast. Pintselda 1 spl oliiviõliga. Puista röstile ülejäänud 1 1/2 teelusikatäit Vahemere maitseainet.

3. Asetage praad madalale pannile restile, nahk ülespoole. Röstige kaaneta 1,5 tundi või kuni keskkoha lähedale sisestatud kiirloetav termomeeter registreerib temperatuuri 165 °F ja nahk on kuldpruun ja krõbe. Eemaldage kalkun ahjust. Kata lõdvalt fooliumiga; lase seista 20 minutit enne viilutamist.

4. Rukolasalati jaoks sega suures kausis rukola, tomatid, ¼ tassi oliiviõli, äädikas ja maitse järgi pipar. Eemalda röstilt nöörid. Lõika kalkun õhukesteks viiludeks. Serveeri rukolasalati ja basiilikupestoga.

VÜRTSIKAS KALKUNIRIND KIRSI GRILLKASTMEGA

ETTEVALMISTUS:15 minutit röstimist: 1 tund 15 minutit puhkust: 45 minutit: 6 kuni 8 portsjonit

SEE ON HEA RETSEPTTEENINDAGE RAHVAST TAGAAIAS GRILLIMISEL, KUI SOOVITE TEHA MIDAGI MUUD PEALE BURGERI. SERVEERI SEDA KRÕMPSUVA SALATIGA, NÄITEKS KRÕBEDA BROKKOLISALATIGA (VTRETSEPT) VÕI HAKITUD ROOSKAPSASALATIT (VTRETSEPT).

1 terve 4–5 naela kondiga kalkunirind

3 supilusikatäit suitsutatud maitseainet (vtretsept)

2 supilusikatäit värsket sidrunimahla

3 supilusikatäit oliiviõli

1 tass kuiva valget veini, näiteks Sauvignon Blanc

1 tass värskeid või külmutatud magustamata Bingi kirsse, kivideta ja tükeldatud

⅓ tassi vett

1 tass grillkastet (vtretsept)

1. Lase kalkuni rinnal 30 minutit toatemperatuuril puhata. Kuumuta ahi temperatuurini 325 ° F. Asetage kalkunirind, nahk ülespoole, röstimispanni restile.

2. Sega väikeses kausis pastaks suitsumaitseaine, sidrunimahl ja oliiviõli. Eemaldage nahk viljalihast; Määri pool pastast õrnalt naha alla lihale. Jaotage järelejäänud pasta ühtlaselt üle naha. Vala vein panni põhja.

3. Röstige 1¼–1 1/2 tundi või kuni nahk on kuldpruun ja rösti keskele sisestatud kiirloetav termomeeter (ilma luud puudutamata) registreerib temperatuuri 170 °F, pöörates panni poole röstimisaja jooksul. Laske 15-30 minutit puhata enne vormimist.

4. Vahepeal sega kirsi-BBQ-kastme jaoks keskmises kastrulis kirsid ja vesi. Lase keema tõusta; vähendada kuumust. Hauta kaaneta 5 minutit. Sega juurde grillkaste; hauta 5 minutit. Serveeri kuumalt või toatemperatuuril koos kalkuniga.

VEINIS HAUTATUD KALKUNIFILEE

ETTEVALMISTUS:30 minutit keetmist: 35 minutit: 4 portsjonit

KÜPSETA PANNIL RÖSTITUD KALKUNVEINI, TÜKELDATUD ROMA TOMATITE, KANAPULJONGI, VÄRSKETE ÜRTIDE JA PURUSTATUD PUNASE PIPRA KOMBINATSIOONIS ANNAVAD SELLELE SUUREPÄRASE MAITSE. SERVEERI SEDA HAUTISEGA SARNAST ROOGA MADALATES KAUSSIDES JA SUURTE LUSIKATEGA, ET IGA SUUTÄIEGA SAAKS NATUKENE MAITSVAT PULJONGIT.

- 2 8–12 untsi kalkunifileed, lõigatud 1-tollisteks tükkideks
- 2 spl soolamata linnulihamaitseainet
- 2 supilusikatäit oliiviõli
- 6 küüslauguküünt, hakitud (1 supilusikatäis)
- 1 tass hakitud sibulat
- ½ tassi hakitud sellerit
- 6 roma tomatit, seemnetest puhastatud ja tükeldatud (umbes 3 tassi)
- ½ tassi kuiva valget veini, näiteks Sauvignon Blanc
- ½ tassi kana kondipuljongit (vt_retsept_) või kanapuljong ilma soolata
- ½ tl peeneks hakitud värsket rosmariini
- ¼ kuni ½ tl hakitud punast pipart
- ½ tassi värskeid basiiliku lehti, tükeldatud
- ½ tassi hakitud värsket peterselli

1. Viska suurde kaussi kalkunitükid koos linnulihakastmega katteks. Kuumutage eriti suurel

mittekleepuval pannil keskmisel kuumusel 1 supilusikatäis oliivõli. Küpseta kalkunit kuumas õlis partiidena, kuni see on igast küljest pruunistunud. (Kalkunit ei pea küpsetama.) Tõsta vaagnale ja hoia soojas.

2. Lisa pannile ülejäänud 1 spl oliivõli. Tõsta kuumust keskmisele-kõrgele. Lisa küüslauk; küpseta ja sega 1 minut. Lisa sibul ja seller; keetke ja segage 5 minutit. Lisage kalkun ja kõik nõust saadud mahlad, tomatid, vein, kanapuljong, rosmariin ja purustatud punane pipar. Vähendage temperatuuri keskmisele madalale. Katke ja küpseta 20 minutit, aeg-ajalt segades. Lisa basiilik ja petersell. Katke ja küpseta veel 5 minutit või kuni kalkun ei ole enam roosa.

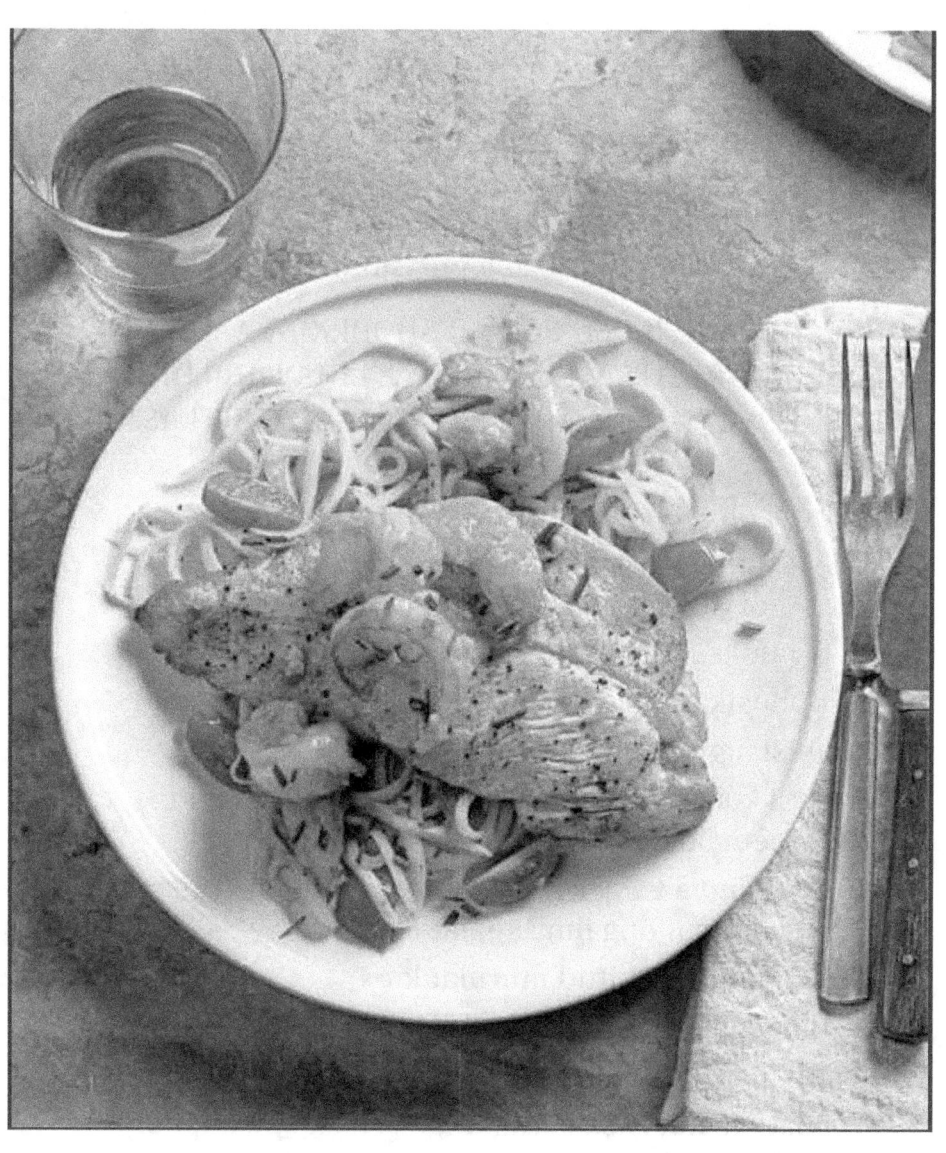

PANNIL PRAETUD KALKUNIRIND SCAMPI KASTMEGA MURULAUGUGA

ETTEVALMISTUS:30 minutit küpsetamist: 15 minutit valmistamist: 4 portsjonitFOTO

LÕIKA KALKUNIFILEED POOLEKSHORISONTAALSELT VÕIMALIKULT ÜHTLASELT, SURUGE LIHA LÄBILÕIKAMISEL KERGELT PEOPESAGA ALLA, RAKENDADES ÜHTLAST SURVET.

¼ tassi oliiviõli

2 8-12 untsi kalkuni rinnafileed, poolitatud horisontaalselt

¼ tl värskelt jahvatatud musta pipart

3 supilusikatäit oliiviõli

4 küüslauguküünt, hakitud

8 untsi kooritud ja koorega keskmised krevetid, eemaldatud sabad ja poolitatud pikuti

¼ tassi kuiva valget veini, kanapuljongit (vtretsept) või kanapuljong ilma soolata

2 spl värsket hakitud murulauku

½ tl peeneks hakitud sidrunikoort

1 supilusikatäis värsket sidrunimahla

Tagliatelle kõrvitsa ja tomatiga (vtretsept, allpool) (valikuline)

1. Kuumuta väga suurel pannil 1 supilusikatäis oliiviõli keskmisel-kõrgel kuumusel. Lisa pannile kalkun; puista peale pipart. Vähenda kuumust keskmisele. Küpseta 12–15 minutit või kuni see ei ole enam roosa

ja kaste on selge (165 °F), keerates poole küpsetusaja jooksul üks kord. Eemaldage kalkunipihvid pannilt. Kata fooliumiga, et need soojas püsiks.

2. Kastme jaoks kuumuta samal pannil 3 supilusikatäit õli keskmisel kuumusel. Lisa küüslauk; küpseta 30 sekundit. Sega krevetid; küpseta ja sega 1 minut. Sega juurde vein, murulauk ja sidrunikoor; küpseta ja sega veel 1 minut või kuni krevetid on läbipaistmatud. Eemaldage kuumusest; lisa sidrunimahl. Serveerimiseks tõsta lusikaga kastet kalkunipihvidele. Soovi korral serveeri squash-nuudlite ja tomatitega.

Squashi- ja tomatinuudlid: lõika mandoliini- või julienne-koorijaga 2 kollast suvikõrvitsat julienni ribadeks. Kuumuta suurel pannil 1 spl ekstra neitsioliiviõli keskmisel-kõrgel kuumusel. Lisa squashi ribad; küpseta 2 minutit. Lisa 1 tass neljandikku lõigatud kirsstomateid ja ¼ tl värskelt jahvatatud musta pipart; küpseta veel 2 minutit või kuni squash on krõbe ja pehme.

HAUTATUD KALKUNIKOIVAD JUURVILJADEGA

ETTEVALMISTUS:30 minutit küpsetamiseks: 1 tund ja 45 minutit valmistamiseks: 4 portsjonit

SEE ON ÜKS NEIST ROOGADEST MIDA SOOVITE TEHA KARGEL SÜGISESEL PÄRASTLÕUNAL, KUI TEIL ON AEGA AHJUS HAUDUDES JALUTADA. KUI TREENING ISU EI TÕSTA, TEEB UKSEST SISSE ASTUDES IMELINE AROOM KINDLASTI.

3 supilusikatäit oliiviõli

4 20–24 untsi kalkuni reied

½ tl värskelt jahvatatud musta pipart

6 küüslauguküünt, kooritud ja purustatud

1 1/2 teelusikatäit muljutud apteegitilli seemneid

1 tl tervet vürtspipart, muljutud*

1½ tassi kana luu puljongit (vt retsept) või kanapuljong ilma soolata

2 oksa värsket rosmariini

2 oksa värsket tüümiani

1 loorberileht

2 suurt sibulat, kooritud ja lõigatud 8 viiluks

6 suurt porgandit, kooritud ja 1-tollisteks viiludeks lõigatud

2 suurt kaalikat, kooritud ja 1-tollisteks kuubikuteks lõigatud

2 keskmist pastinaaki, kooritud ja lõigatud 1-tollisteks viiludeks**

1 sellerijuur, kooritud ja 1-tollisteks tükkideks lõigatud

1. Kuumuta ahi temperatuurini 350 ° F. Kuumuta suurel pannil oliiviõli keskmisel-kõrgel kuumusel, kuni see hakkab läikima. Lisa 2 kalkuni jalga. Küpseta umbes 8 minutit või kuni reied on igast küljest pruunistunud ja krõbedad, ühtlaselt keerates. Tõsta kalkuni jalad taldrikule; korda ülejäänud 2 kalkuni jalaga. Kõrvale panemiseks.

2. Lisa pannile pipar, küüslauk, apteegitilli seemned ja pimentiseemned. Küpseta ja sega keskmisel kuumusel 1–2 minutit või kuni lõhnab. Sega hulka kanakondipuljong, rosmariin, tüümian ja loorber. Kuumuta keemiseni, segades, et kaapida panni põhjast üles pruunistunud tükid. Tõsta pann tulelt ja tõsta kõrvale.

3. Eriti suures tihedalt suletava kaanega Hollandi ahjus segage sibul, porgand, kaalikas, pastinaak ja sellerijuur. Lisa pannilt vedelik; viska mantlile. Suru kalkunikoivad köögiviljasegusse. Katke kaanega.

4. Küpseta umbes 1 tund 45 minutit või kuni köögiviljad on pehmed ja kalkun on läbi küpsenud. Serveerige kalkunikoivad ja köögiviljad suurtes madalates kaussides. Vala pannilt saadud mahlad peale.

* Näpunäide: pimenti ja apteegitilli seemnete muljumiseks asetage seemned lõikelauale. Kasutades kokanoa lamedat külge, vajutage seemnete kergelt purustamiseks.

** Näpunäide: lõika pastinaagi pealt suured tükid.

ÜRDIGA KALKUNILIHALEIB KARAMELLISEERITUD SIBULAKETŠUPI JA RÖSTITUD KAPSAVIILUDEGA

ETTEVALMISTUS:15 minutit küpsetamist: 30 minutit keetmist: 1 tund ja 10 minutit puhkust: 5 minutit: 4 portsjonit

KLASSIKALINE KETŠUPIGA TÄIDETUD LIHAKOOK ON KINDLASTIPALEO MENÜÜS KETŠUPI AJAL (VTRETSEPT) EI SISALDA SOOLA EGA LISATUD SUHKRUT. SIIN SEGATAKSE KETŠUP KOKKU KARAMELLISEERITUD SIBULAGA, MIS LAOTAKSE ENNE KÜPSETAMIST LIHALEIVA PEALE.

1 1/2 naela jahvatatud kalkunit

2 muna, kergelt lahtiklopitud

½ tassi mandlijahu

⅓ tassi hakitud värsket peterselli

¼ tassi õhukeselt viilutatud šalottsibulat (2)

1 spl hakitud värsket salvei või 1 tl kuivatatud, purustatud salvei

1 spl hakitud värsket tüümiani või 1 tl kuivatatud tüümiani, purustatud

¼ tl musta pipart

2 supilusikatäit oliiviõli

2 magusat sibulat, poolitatud ja õhukesteks viiludeks

1 tass Paleo ketšupit (vtretsept)

1 väike kapsas, poolitatud, puhastatud südamikust ja lõigatud 8 viiluks

½ kuni 1 tl hakitud punast pipart

1. Kuumuta ahi temperatuurini 350 ° F. Vooderda suur küpsetusplaat küpsetuspaberiga; kõrvale panema. Segage suures kausis jahvatatud kalkun, munad, mandlijahu, petersell, šalottsibul, salvei, tüümian ja must pipar. Valmistatud pannil vormige kalkuni segu 8 × 4-tolliseks pätsiks. Küpseta 30 minutit.

2. Samal ajal kuumuta karamelliseeritud sibulaketšupi jaoks suurel pannil keskmisel kuumusel 1 spl oliiviõli. Lisage sibulad; küpseta umbes 5 minutit või kuni sibul hakkab pruunistuma, sageli segades. Vähendage temperatuuri keskmiselt madalale; küpseta umbes 25 minutit või kuni kuldpruun ja väga pehme, aeg-ajalt segades. Eemaldage kuumusest; segage Paleo ketšup.

3. Nirista kalkunipätsile karamelliseeritud sibulaketšupit. Aseta kapsaviilud pätsi ümber. Nirista kapsast ülejäänud 1 spl oliiviõliga; puista peale purustatud punast pipart. Küpseta umbes 40 minutit või kuni pätsi keskele sisestatud kiirloetav termomeeter registreerib temperatuuri 165 °F, valades peale karamelliseeritud sibulaketšupit ja keerates lehtkapsa viilud 20 minuti pärast. Laske kalkunipätsil enne viilutamist 5–10 minutit puhata.

4. Serveeri kalkunipätsi koos kapsaviilude ja järelejäänud karamelliseeritud sibulaketšupiga.

POSOLE TÜRKIYE

ETTEVALMISTUS:20 minutit grillimist: 8 minutit küpsetamist: 16 minutit: 4 portsjonit

SELLE KUUMA MEHHIKO STIILIS SUPI LISANDIDNEED ON MIDAGI ENAMAT KUI TIHENDID. KORIANDER LISAB ISELOOMULIKKU MAITSET, AVOKAADO ANNAB KREEMJAT JA RÖSTITUD TÜKID PAKUVAD MAITSVAT KRÕMPSU.

- 8 värsket tomatit
- 1¼ kuni 1 ½ naela jahvatatud kalkunit
- 1 magus punane paprika, seemnetest puhastatud ja õhukesteks ribadeks lõigatud
- ½ tassi hakitud sibulat (1 keskmine)
- 6 küüslauguküünt, hakitud (1 supilusikatäis)
- 1 spl Mehhiko maitseainet (vt<u>retsept</u>)
- 2 tassi kana kondipuljongit (vt<u>retsept</u>) või kanapuljong ilma soolata
- 1 14,5-untsine purk tulel röstitud tomatid ilma lisatud soolata, kuivatamata
- 1 jalapeño või serrano pipar, seemnetest puhastatud ja tükeldatud (vt<u>jootraha</u>)
- 1 keskmine avokaado, poolitatud, kooritud, seemnetest eemaldatud ja õhukesteks viiludeks lõigatud
- ¼ tassi soolamata pepitasid, röstitud (vt<u>jootraha</u>)
- ¼ tassi hakitud värsket koriandrit
- Laimi viilud

1. Kuumuta grill. Eemaldage tomatillodelt kestad ja visake ära. Pese tomatillod ja lõika pooleks. Aseta

tomatipoolikud pannil kuumutamata restile. Grillige 4–5 tolli kuumusest 8–10 minutit või kuni see on kergelt söestunud, keerates poole grillimise ajal üks kord ümber. Jahuta pannil restil veidi jahtuda.

2. Samal ajal küpseta suurel pannil kalkunit, paprikat ja sibulat keskmisel kõrgel kuumusel 5–10 minutit või kuni kalkun on pruunistunud ja köögiviljad pehmed, segades puulusikaga, et liha küpsemise ajal puruneks. Vajadusel tühjendage rasv. Lisa küüslauk ja Mehhiko maitseained. Küpseta ja sega uuesti 1 minut.

3. Sega segistis umbes kaks kolmandikku söestunud tomatitest ja 1 tass kanalihapuljongit. Katke ja segage, kuni saate homogeense segu. Lisa pannil kalkuni segule. Segage ülejäänud 1 tass kanapuljongit, nõrutamata tomatid ja tšillipipar. Haki ülejäänud tomatid jämedalt; lisada kalkuni segule. Lase keema tõusta; vähendada kuumust. Kata kaanega ja hauta 10 minutit.

4. Serveerimiseks vala supp madalatesse kaussidesse. Kõige peale lisa avokaado, nugget ja cilantro. Pigista supi peale laimiviilud.

KANALUU PULJONG

ETTEVALMISTUS:15 minutit Röstimine: 30 minutit Küpsetamine: 4 tundi Külm: Üleöö Valmistamine: Umbes 10 tassi

KÕIGE VÄRSKEMA, PARIMA MAITSE JA ÜLIMA JAOKSTOITEVÄÄRTUS: KASUTAGE OMA RETSEPTIDES OMATEHTUD KANAPULJONGIT. (SAMUTI EI SISALDA SEE SOOLA, SÄILITUSAINEID EGA LISAAINEID.) LUUDE RÖSTIMINE ENNE NENDE KEETMIST PARANDAB MAITSET. VEDELIKUS HAUDUDES LISAVAD LUUD PULJONGILE MINERAALE, NAGU KALTSIUM, FOSFOR, MAGNEESIUM JA KAALIUM. ALLOLEV AEGLASE PLIIDI VARIATSIOON TEEB SELLE VALMISTAMISE ERITI LIHTSAKS. KÜLMUTAGE SEE 2- JA 4-TASSILISTES ANUMATES JA SULATAGE AINULT SEE, MIDA VAJATE.

- 2 naela kanatiivad ja -seljad
- 4 porgandit, tükeldatud
- 2 suurt porrulauku, ainult valged ja helerohelised osad, õhukesteks viiludeks
- 2 sellerivart lehtedega, jämedalt hakitud
- 1 pastinaak, jämedalt hakitud
- 6 suurt oksa Itaalia peterselli (lamedad lehed)
- 6 oksa värsket tüümiani
- 4 küüslauguküünt, poolitatud
- 2 tl terveid musta pipra tera
- 2 tervet nelki
- Külm vesi

1. Kuumuta ahi temperatuurini 425 ° F. Asetage kana tiivad ja seljad suurele küpsetusplaadile; küpseta 30-35 minutit või kuni see on hästi pruunistunud.

2. Tõsta pruunistunud kanatükid ja kõik küpsetusplaadile kogunenud pruunistunud tükid suurde potti. Lisa porgand, porrulauk, seller, pastinaak, petersell, tüümian, küüslauk, pipraterad ja nelk. Lisa suurde potti nii palju külma vett (umbes 12 tassi), et kana ja köögiviljad oleksid kaetud. Kuumuta keskmisel kuumusel keemiseni; reguleerige kuumust nii, et puljong püsiks väga madalal keemisel, nii et mullid lõhuksid pinda. Katke ja küpseta 4 tundi.

3. Kurna kuum puljong läbi suure kurni, mis on kaetud kahe kihi niiske 100% puuvillase marliga. Visake ära tahked ained. Kata puljong kaanega ja jäta üleöö külma. Enne kasutamist eemaldage puljongi pealt rasvakiht ja visake ära.

Näpunäide: puljongi selgitamiseks (valikuline) segage väikeses kausis 1 munavalge, 1 purustatud munakoor ja ¼ tassi külma vett. Sega segu potis kurnatud puljongi hulka. Tõsta tagasi keemiseni. Eemaldage kuumusest; lase seista 5 minutit. Kurna kuum puljong läbi jaheda kahekordse 100% puuvillase marli kihiga vooderdatud kurni. Enne kasutamist jahutage ja koorige rasv ära.

Aeglase pliidi juhised: valmistage vastavalt juhistele, välja arvatud 2. etapis, asetage koostisosad 5–6-liitrisesse aeglasesse pliidiplaadisse. Katke ja keetke madalal kuumusel 12-14 tundi. Jätkake 3. sammu juhiste järgi. Valmistab umbes 10 tassi.

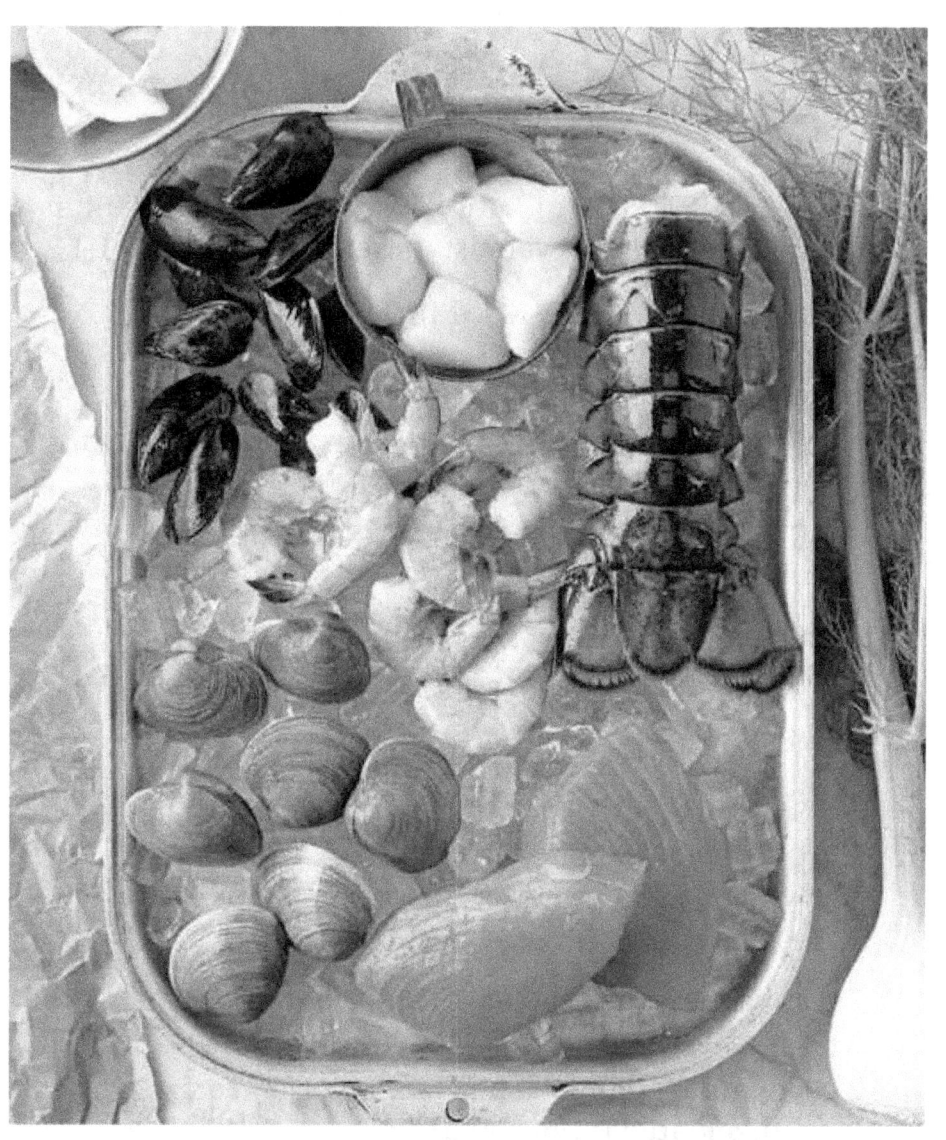

HARISSA ROHELINE LÕHE

ETTEVALMISTUS:25 minutit küpsetamiseks: 10 minutit grillimiseks: 8 minutit valmistamiseks: 4 portsjonit<u>FOTO</u>

KASUTATAKSE TAVALIST KOORIJATVÄRSKE TOORES SPARGLI RASEERIMISEKS SALATI JAOKS ÕHUKESTEKS LINTIDEKS. MERETATUD SÄRAVA TSITRUSELISE VINEGRETIGA (VT<u>RETSEPT</u>) JA SUITSUTATUD RÖSTITUD PÄEVALILLESEEMNETEGA ON SEE LÕHEKASTME JA VÜRTSIKATE ROHELISTE ÜRTIDE VÄRSKENDAV KAASLANE.

LÕHE
4 6-8 untsi värsket või külmutatud nahata lõhefileed, umbes 1 tolli paksune

Oliiviõli

HARISSA
1 ja pool teelusikatäit köömneid

1 ja pool teelusikatäit koriandriseemneid

1 tass tihedalt pakitud värskeid peterselli lehti

1 tass jämedalt hakitud värsket koriandrit (lehed ja varred)

2 jalapeñot, seemnetest puhastatud ja jämedalt tükeldatud (vt<u>jootraha</u>)

1 šalottsibul, lõigatud tükkideks

2 küüslauguküünt

1 tl peeneks hakitud sidrunikoort

2 supilusikatäit värsket sidrunimahla

⅓ tassi oliiviõli

VÜRTSIKAD PÄEVALILLESEEMNED
⅓ tassi tooreid päevalilleseemneid
1 tl oliiviõli
1 tl suitsutatud maitseainet (vt<u>retsept</u>)

SALAT
12 suurt spargli oda, kärbitud (umbes 1 nael)
⅓ tassi heledat tsitruseliste vinegretti (vt<u>retsept</u>)

1. Sulata kala, kui see on külmunud; kuivatage imava paberiga. Määri kala mõlemad pooled kergelt oliiviõliga. Kõrvale panemiseks.

2. Harissa jaoks röstige väikesel pannil köömneid ja koriandri seemneid keskmisel-madalal kuumusel 3–4 minutit või kuni need on kergelt röstitud ja lõhnavad. Sega köögikombainis röstitud köömned ja koriandri seemned, petersell, koriander, jalapeños, šalottsibul, küüslauk, sidrunikoor, sidrunimahl ja oliiviõli. Blenderda ühtlaseks. Kõrvale panemiseks.

3. Vürtsistatud päevalilleseemnete jaoks kuumuta ahi temperatuurini 300 ° F. Vooderda küpsetusplaat küpsetuspaberiga; kõrvale panema. Segage väikeses kausis päevalilleseemned ja 1 tl oliiviõli. Piserdage seemneid suitsutatud maitseainega; sega katmiseks. Jaotage päevalilleseemned ühtlaselt küpsetuspaberile. Küpseta umbes 10 minutit või kuni see on kergelt röstitud.

4. Söe- või gaasigrilli jaoks aseta lõhe määritud restile otse keskmisele kuumusele. Katke ja grillige 8–12 minutit või kuni kala hakkab kahvliga katsetamisel

tükki vajuma, keerates seda poole küpsetamise ajal korra.

5. Vahepeal raseeri spargel köögiviljakoorija abil salati jaoks pikkadeks õhukesteks ribadeks. Tõsta vaagnale või keskmisesse kaussi. (Odade otsad murduvad ära, kui odad muutuvad õhemaks; lisage need taldrikule või kaussi.) Niristage Bright Citrus Vinaigrette'i raseeritud odade peale. Puista peale maitsestatud päevalilleseemneid.

6. Serveerimiseks aseta igale neljale taldrikule üks sisefilee; lusikaga igale sisefilee peale veidi rohelist harissat. Serveeri helvestega sparglisalatiga.

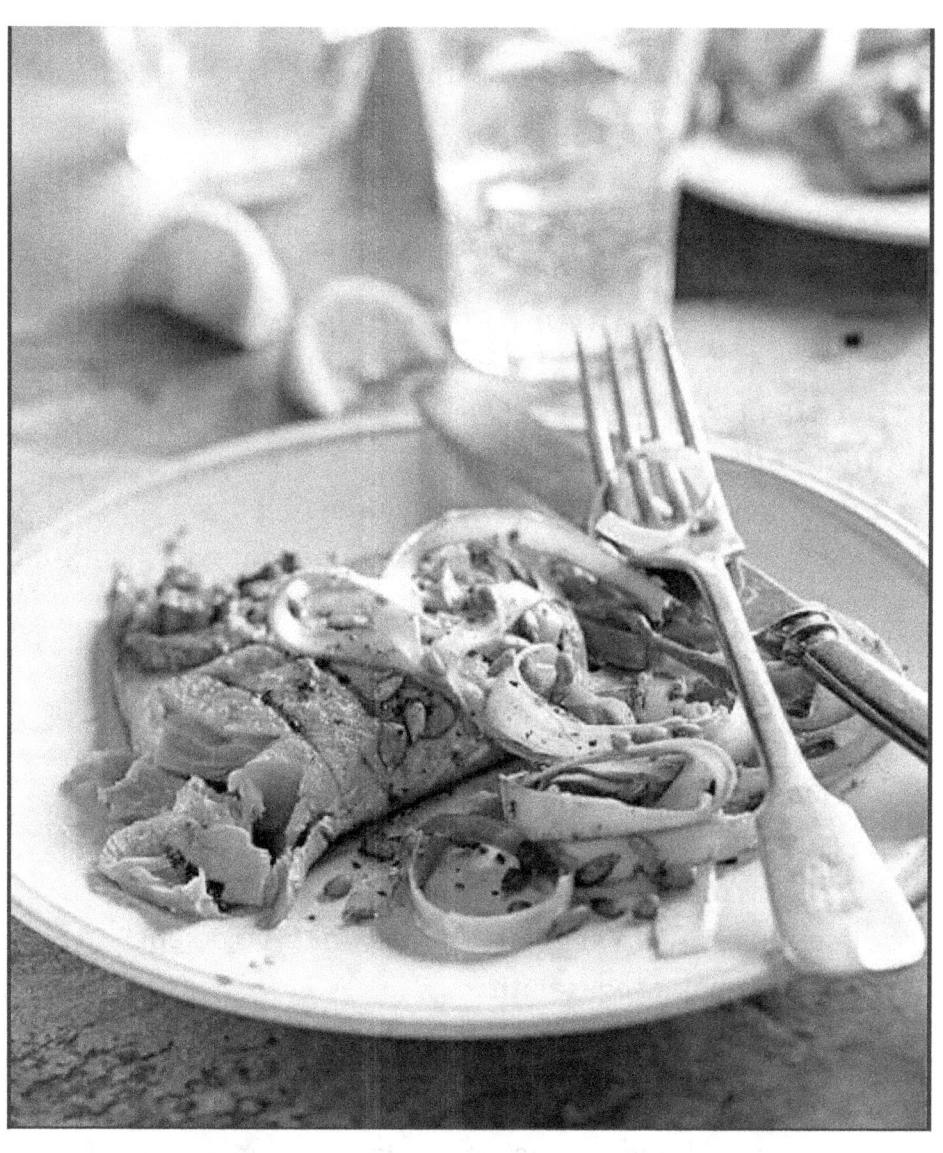

GRILLITUD LÕHE MARINEERITUD ARTIŠOKISÜDAMESALATIGA

ETTEVALMISTUS:20 minutit grill: 12 minutit tagasi: 4 portsjonit

SAGELI PARIMAD VAHENDID SALATI VISKAMISEKSNEED ON SINU KÄED. PEHME SALATI JA GRILLITUD ARTIŠOKKIDE ÜHTLANE LISAMINE SELLESSE SALATISSE ON KÕIGE PAREM TEHA PUHASTE KÄTEGA.

- 4 värsket või külmutatud 6 untsi lõhefileed
- 1 9-untsi pakend külmutatud artišokisüdameid, sulatatud ja nõrutatud
- 5 supilusikatäit oliiviõli
- 2 supilusikatäit hakitud šalottsibulat
- 1 spl peeneks hakitud sidrunikoort
- ¼ tassi värsket sidrunimahla
- 3 supilusikatäit hakitud värsket pune
- ½ tl värskelt jahvatatud musta pipart
- 1 supilusikatäis Vahemere maitseainet (vt_retsept_)
- 1 5-untsi pakk segasalatit

1. Sulatage kala, kui see on külmunud. Loputage kala; kuivatage imava paberiga. Pange kala kõrvale.

2. Viska keskmises kausis artišokisüdamed 2 spl oliiviõliga; kõrvale panema. Segage suures kausis 2 spl oliiviõli, šalottsibul, sidrunikoor, sidrunimahl ja pune; kõrvale panema.

3. Söe- või gaasigrilli jaoks aseta artišokisüdamed korvi ja grilli otse keskmisel-kõrgel kuumusel. Katke ja grillige 6–8 minutit või kuni see on hästi söestunud ja läbi kuumenenud, sageli segades. Eemaldage artišokid grillilt. Lase 5 minutit jahtuda, seejärel lisa šalottsibulale artišokk. Maitsesta pipraga; viska mantlile. Kõrvale panemiseks.

4. Pintselda lõhet ülejäänud 1 spl oliiviõliga; puista üle Vahemere kastmega. Asetage lõhe grillile, maitsestatud küljed allapoole, otse keskmisel-kõrgel kuumusel. Katke ja grillige 6–8 minutit või seni, kuni kala hakkab kahvliga katsetamisel tükkideks lagunema, keerates seda poole küpsetamise ajal ettevaatlikult.

5. Lisa salatid kaussi koos marineeritud artišokkidega; viska õrnalt katteks. Serveeri salatit grilllõhega.

RÖSTITUD TŠIILISALVEILÕHE ROHELISE TOMATIKASTMEGA

ETTEVALMISTUS:35 minutit külm: 2 kuni 4 tundi röstitud: 10 minutit tagasi: 4 portsjonit

"FLASH-RÖSTIMINE" VIITAB TEHNIKALEKUIVA PRAEPANNI KUUMUTAMINE AHJUS KÕRGEL TEMPERATUURIL, LISADES VEIDI ÕLI JA KALA, KANA VÕI LIHA (SÄRISEB!), SEEJÄREL VIIMISTLEDES ROOG AHJUS. KIIRE KÜPSETAMINE LÜHENDAB KÜPSETUSAEGA JA LOOB VÄLJASTPOOLT MÕNUSALT KRÕBEDA KOORIKU JA SEEST MAHLASE MAITSEKA.

LÕHE
  4-6 untsi värsket või külmutatud lõhefileed
  3 supilusikatäit oliiviõli
  ¼ tassi peeneks hakitud sibulat
  2 küüslauguküünt, kooritud ja viilutatud
  1 spl jahvatatud koriandrit
  1 tl jahvatatud köömneid
  2 tl magusat paprikat
  1 tl kuivatatud pune, hakitud
  ¼ tl Cayenne'i pipart
  ⅓ tassi värsket laimimahla
  1 spl hakitud värsket salvei

ROHELINE TOMATIKASTE
  1½ tassi kuubikuteks lõigatud tugevaid rohelisi tomateid
  ⅓ tassi peeneks hakitud punast sibulat

2 spl värsket hakitud koriandrit

1 jalapeño, seemnetest puhastatud ja tükeldatud (vt jootraha)

1 küüslauguküüs, hakitud

½ tl jahvatatud köömneid

¼ teelusikatäit tšillipulbrit

2-3 supilusikatäit värsket laimimahla

1. Sulatage kala, kui see on külmunud. Loputage kala; kuivatage imava paberiga. Pange kala kõrvale.

2. Salvei ja tšillipasta jaoks segage väikeses kastrulis 1 spl oliiviõli, sibul ja küüslauk. Küpseta madalal kuumusel 1 kuni 2 minutit või kuni lõhnab. Sega juurde koriander ja köömned; küpseta ja sega 1 minut. Segage paprika, pune ja Cayenne; küpseta ja sega 1 minut. Lisa laimimahl ja salvei; küpseta ja sega umbes 3 minutit või kuni moodustub ühtlane pasta; Freddo.

3. Määri filee mõlemad pooled näppudega salvei-tšillipastaga. Asetage kala klaasist või mittereageerivasse nõusse; katke hermeetiliselt toidukilega. Tõsta 2-4 tunniks külmkappi.

4. Vahepeal segage salsa jaoks keskmises kausis tomatid, sibul, koriander, jalapeño, küüslauk, köömned ja tšillipulber. Segage korralikult läbi. Nirista laimimahlaga; viska mantlile.

4. Kraapige lõhelt kummist spaatliga võimalikult palju pastat. Visake pasta ära.

5. Asetage ahju eriti suur malmist pann. Lülitage ahi sisse temperatuurini 500 ° F. Kuumuta ahi koos panniga.

6. Eemaldage kuum pann ahjust. Vala pannile 1 spl oliiviõli. Kallutage panni nii, et panni põhi oleks õliga kaetud. Aseta fileed pannile, nahk allpool. Pintselda filee ülaosa ülejäänud 1 spl oliiviõliga.

7. Rösti lõhet umbes 10 minutit või kuni kala hakkab kahvliga katsetamisel tükki vajuma. Serveeri kala koos kastmega.

RÖSTI LÕHET JA SPARGLIT PAPILLOTE'IS SIDRUNIPESTO JA SARAPUUPÄHKLITEGA

ETTEVALMISTUS:20 minutit röstitud: 17 minutit tagasi: 4 portsjonit

KEETMINE "EN PAPILLOTE" TÄHENDAB LIHTSALT PABERIL KÜPSETAMIST.SEE ON SUUREPÄRANE VIIS SÜÜA TEHA PALJUDEL PÕHJUSTEL. KALA JA KÖÖGIVILJAD AURUSTUVAD PÄRGAMENDIPAKENDIS, SULGEDES MAHLAD, MAITSED JA TOITAINED NING PÄRAST PESEMISEKS POLE POTTE JA PANNE.

4 värsket või külmutatud 6 untsi lõhefileed
1 tass kergelt pakitud värskeid basiilikulehti
1 tass kergelt pakitud värskeid peterselli lehti
½ tassi röstitud sarapuupähkleid*
5 supilusikatäit oliiviõli
1 tl peeneks hakitud sidrunikoort
2 supilusikatäit värsket sidrunimahla
1 küüslauguküüs, hakitud
1 kilo õhukest sparglit, kärbitud
4 supilusikatäit kuiva valget veini

1. Sulatage lõhe, kui see on külmunud. Loputage kala; kuivatage imava paberiga. Kuumuta ahi 400 °F-ni.

2. Pesto jaoks sega blenderis või köögikombainis omavahel basiilik, petersell, sarapuupähklid, oliiviõli, sidrunikoor, sidrunimahl ja küüslauk. Kata ja blenderda või blenderda ühtlaseks; kõrvale panema.

3. Lõika pärgamentpaberist neli 12-tollist ruutu. Iga pakendi jaoks asetage üks lõhefilee pärgamendiruudu keskele. Tõsta peale veerand sparglit ja 2-3 supilusikatäit pestot; nirista peale 1 spl veini. Tõstke küpsetuspaberi kaks vastaskülge ja keerake need mitu korda kala peale kokku. Pöörake pärgamendi otsad kinni. Korrake, et teha veel kolm pakki.

4. Rösti 17-19 minutit või kuni kala hakkab kahvliga katsetamisel tükkideks lagunema (valmisoleku kontrollimiseks ava pakend ettevaatlikult).

* Näpunäide: pähklite röstimiseks eelsoojendage ahi temperatuurini 350 ° F. Laotage pähklid ühe kihina madalale röstimispannile. Küpseta 8–10 minutit või kuni see on kergelt röstitud, segades üks kord ühtlaseks röstimiseks. Jahuta pähkleid veidi. Asetage kuumad pähklid puhtale nõuderätikule; hõõruge rätikuga, et eemaldada lahtised nahad.

VÜRTSI HÕÕRUTUD LÕHE ÕUNA JA SEENTE SALSAGA

ALGUSEST LÕPUNI:40 minutit tagasi: 4 portsjonit

KOGU SEE LÕHEFILEEPEALE PRAETUD SEENTE, ŠALOTTSIBULATE, PUNASE KOOREGA ÕUNAVIILUDE SEGU – JA SERVEERITAKSE ERKROHELISE SPINATI PEENRAL – ON SEE MULJETAVALDAV ROOG KÜLALISTELE SERVEERIMISEKS.

1 1 1/2 naela värske või külmutatud terve lõhefilee, naha peal

1 tl apteegitilli seemneid, peeneks hakitud*

½ tl kuivatatud salvei, hakitud

½ tl jahvatatud koriandrit

¼ tl kuiva sinepit

¼ tl musta pipart

2 supilusikatäit oliiviõli

1½ tassi värskeid cremini seeni, neljaks lõigatud

1 keskmine šalottsibul, õhukeselt viilutatud

1 väike köögiõun, neljaks lõigatud, südamik ja õhukesteks viiludeks lõigatud

¼ tassi kuiva valget veini

4 tassi värsket spinatit

Värske salvei väikesed oksad (valikuline)

1. Sulatage lõhe, kui see on külmunud. Kuumuta ahi temperatuurini 425 ° F. Vooderda suur küpsetusplaat küpsetuspaberiga; kõrvale panema. Loputage kala; kuivatage imava paberiga. Aseta lõhe, nahk allapoole, ettevalmistatud ahjuplaadile. Sega väikeses kausis

apteegitilli seemned, 1/2 tl kuivatatud salvei, koriander, sinep ja pipar. Puista ühtlaselt lõhele; hõõruge sõrmedega.

2. Mõõda kala paksus. Rösti lõhet 4–6 minutit kuni ½ tolli paksuseni või kuni kala hakkab kahvliga katsetamisel lagunema.

3. Samal ajal kuumuta pannikastme jaoks suurel pannil keskmisel kuumusel oliiviõli. Lisa seened ja šalottsibul; küpseta 6–8 minutit või kuni seened on pehmed ja hakkavad pruunistuma, aeg-ajalt segades. Lisa õun; katke ja keetke ning segage veel 4 minutit. Lisa ettevaatlikult vein. Küpseta kaaneta 2–3 minutit või kuni õunaviilud on pehmed. Kasutades lõhikuga lusikat, viige seenesegu keskmisesse kaussi; kate soojas hoidmiseks.

4. Samal pannil küpseta spinatit pidevalt segades 1 minut või kuni spinat on lihtsalt närbunud. Jaga spinat nelja serveerimistaldriku vahel. Lõika lõhefilee neljaks võrdseks osaks, lõika nahk, kuid mitte läbi. Kasutage lõheportsjonite nahalt tõstmiseks suurt spaatlit; pane igale taldrikule ports lõhet spinati peale. Määri seenesegu ühtlaselt lõhele. Soovi korral kaunista värske salveiga.

* Näpunäide: apteegitilli seemnete peeneks purustamiseks kasutage uhmrit ja nuia või vürtsiveski.

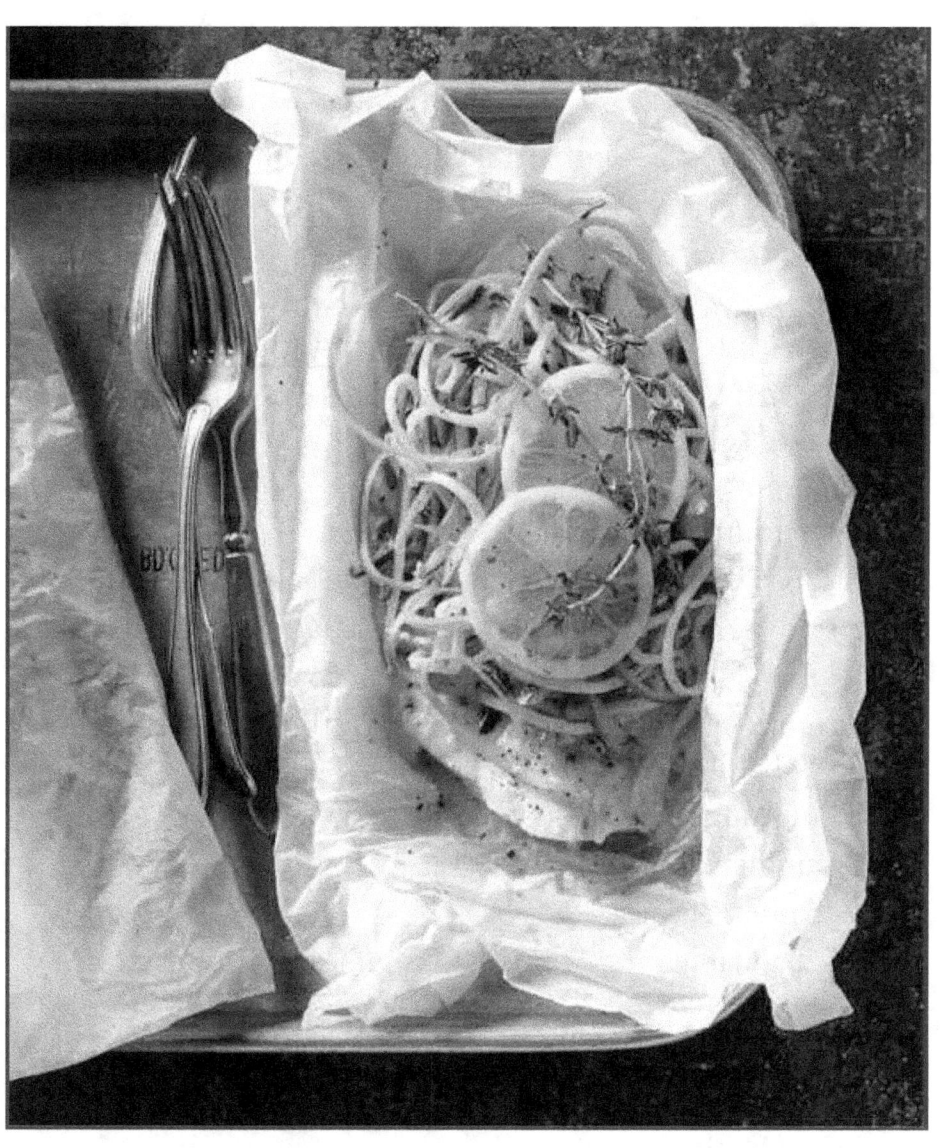

TALD PAPILLOTE'IS KOOS JULIENNE VEGETABLES'IGA

ETTEVALMISTUS:30 minutit keetmist: 12 minutit 4 portsjoni jaoks**FOTO**

KÖÖGIVILJAD VÕID KINDLASTI LÕIGATA JULIENNE'I RIBADEKSHEA TERAVA KOKANOAGA, AGA SEE ON AEGANÕUDEV. JULIENNE KOORIJA (VT"**VARUSTUS**") VÕIMALDAB KIIRESTI LUUA PIKKI, ÕHUKESI, ÜHTLASE KUJUGA KÖÖGIVILJARIBASID.

- 4 6 untsi värsket või külmutatud merikeele, merilesta või muud tugevat valget kalafileed
- 1 kabatšokk, julieneeritud
- 1 suur porgand, lõigatud julienne ribadeks
- ½ punast sibulat lõigatud julienne ribadeks
- 2 roma tomatit, seemnetest puhastatud ja peeneks hakitud
- 2 küüslauguküünt, hakitud
- 1 supilusikatäis oliiviõli
- ½ tl musta pipart
- 1 sidrun, lõigatud 8 õhukesteks viiludeks, puhastatud seemnetest
- 8 oksa värsket tüümiani
- 4 tl oliiviõli
- ¼ tassi kuiva valget veini

1. Sulatage kala, kui see on külmunud. Kuumuta ahi temperatuurini 375 ° F. Segage suures kausis suvikõrvits, porgand, sibul, tomatid ja küüslauk. Lisa

1 spl oliiviõli ja ¼ tl pipart; sega hästi kokku. Pange köögiviljad kõrvale.

2. Lõika pärgamentpaberist neli 14-tollist ruutu. Loputage kala; kuivatage imava paberiga. Aseta filee iga ruudu keskele. Puista peale ülejäänud ¼ tl pipart. Aseta filee peale rohelised, sidruniviilud ja tüümianioksad, jagades need ühtlaselt. Nirista igale virnale 1 tl oliiviõli ja 1 sl valget veini.

3. Töötades ühe paki kaupa, tõsta küpsetuspaberi kaks vastaskülge ja voldi kala peale mitu korda kokku. Pöörake pärgamendi otsad kinni.

4. Laota pakid suurele ahjuplaadile. Küpseta umbes 12 minutit või kuni kala hakkab kahvliga katsetamisel laiali vajuma (valmisoleku kontrollimiseks ava pakend ettevaatlikult).

5. Serveerimiseks asetage iga pakend tasasele taldrikule; hoolikalt avatud pakendid.

KALATACOD RAKETIPESTO JA SUITSULAIMIKREEMIGA

ETTEVALMISTUS: 30-minutiline grill: 4–6 minutit iga 1/2-tollise paksuse kohta: 6 portsjonit

MERIKEELE VÕIB ASENDADA TURSAGA-AINULT MITTE TILAPIA. TILAPIA ON KAHJUKS ÜKS HALVIMAID MEREANDIDE VALIKUID. SEDA KASVATATAKSE PEAAEGU KÕIKJAL TALUMAJAPIDAMISES JA SAGELI KOHUTAVATES TINGIMUSTES, NII ET KUIGI TILAPIA ON PEAAEGU KÕIKJAL LEVINUD, TULEKS SEDA VÄLTIDA.

4 värsket või külmutatud 4-5 untsi merikeelefileed, paksusega umbes 1/2 tolli

1 raketipesto retsept (vt retsept)

½ tassi india pähkli koort (vt retsept)

1 tl suitsutatud maitseainet (vt retsept)

½ tl peeneks hakitud laimikoort

12 cappuccino salatilehte

1 küps avokaado, poolitatud, seemnetest eemaldatud, kooritud ja õhukesteks viiludeks lõigatud

1 tass hakitud tomatit

¼ tassi hakitud värsket koriandrit

1 laim, lõigatud viiludeks

1. Sulatage kala, kui see on külmunud. Loputage kala; kuivatage imava paberiga. Pange kala kõrvale.

2. Hõõru rukola pestot kala mõlemale poolele.

3. Söe- või gaasigrilli jaoks aseta kala rasvaga määritud restile otse keskmisele kuumusele. Katke ja grillige 4–

6 minutit või kuni kala hakkab kahvliga katsetamisel tükki vajuma, keerates seda poole küpsetamise ajal korra.

4. Samal ajal sega väikeses kausis suitsutatud laimikreemi jaoks kokku india pähkli kreem, suitsune maitse ja laimikoor.

5. Murra kala kahvli abil tükkideks. Täida võipealehed kala, avokaadoviilude ja tomatiga; puista üle koriandriga. Maitsesta tacod suitsulaimikreemiga. Serveeri koos laimiviiludega, et tacodele peale pigistada.

TALD MANDLIKOORES

ETTEVALMISTUS:15 minutit keetmist: 3 minutit: 2 portsjonit

LIHTSALT NATUKE MANDLIJAHULOOB SELLELE ÜLIKIIRESTI KÜPSEVALE PANNIL PRAEKALALE KAUNI KOORIKU, MIDA SERVEERITAKSE KREEMJA PARDIMAJONEESI JA NÄPUOTSAGA VÄRSKE SIDRUNIGA.

12 untsi värsket või külmutatud merikeelefileed
1 spl ürdi-sidrunikastet (vt_retsept_)
¼ kuni ½ tl musta pipart
⅓ tassi mandlijahu
2-3 supilusikatäit oliiviõli
¼ tassi paleo majoneesid (vt_retsept_)
1 tl hakitud värsket tilli
sidruni viilud

1. Sulatage kala, kui see on külmunud. Loputage kala; kuivatage imava paberiga. Segage väikeses kausis sidrunikaste ja pipar. Määri filee mõlemad pooled maitseaineseguga, vajuta kergelt kinni. Laota suurele taldrikule mandlijahu. Kasta iga filee üks pool mandlijahu sisse, vajuta kergelt kinni.

2. Kuumuta suurel pannil piisavalt õli, et katta pann keskmisel-kõrgel kuumusel. Lisa kala, kaetud küljed allapoole. Küpseta 2 minutit. Pöörake kala ettevaatlikult; küpseta veel umbes 1 minut või kuni kala hakkab kahvliga katsetamisel laiali vajuma.

3. Dipikastme jaoks sega väikeses kausis kokku paleo majonees ja till. Serveeri kala kastme ja sidruniviiludega.

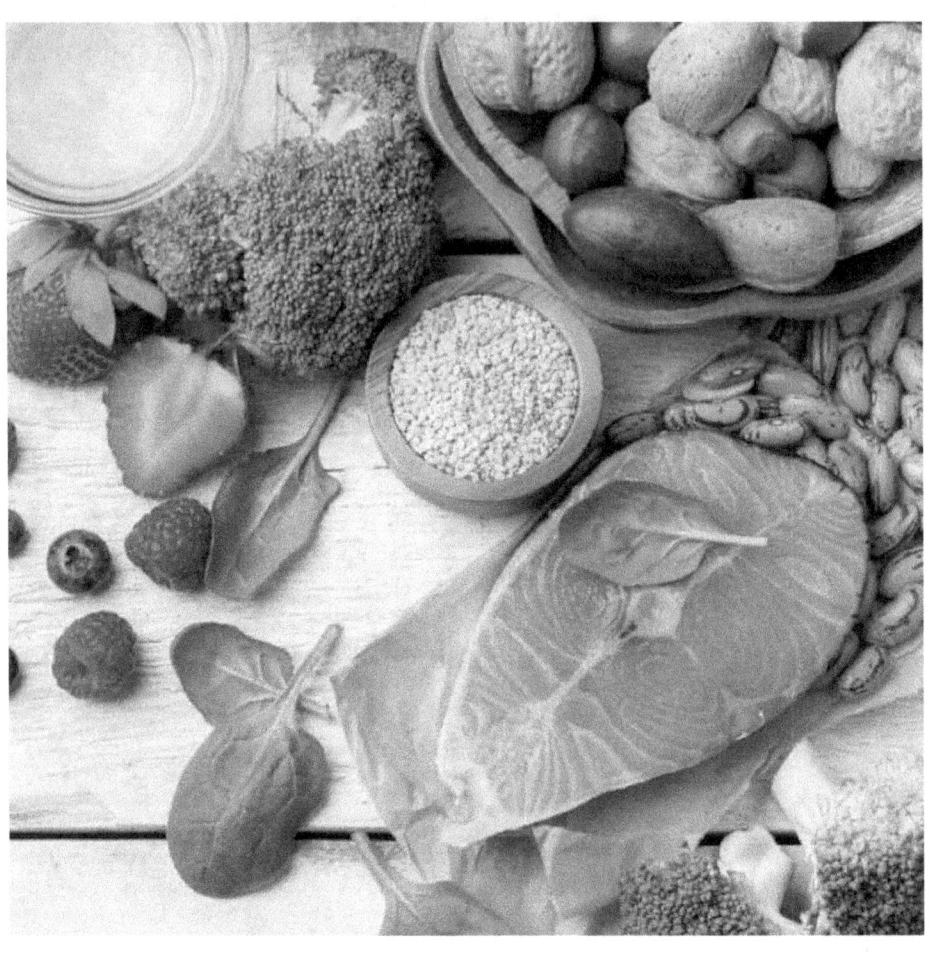

GRILLITUD TURSA JA SUVIKÕRVITSA PAKID VÜRTSIKA MANGO BASIILIKUKASTMEGA

ETTEVALMISTUS: 20 minutit grill: 6 minutit tagasi: 4 portsjonit

1 1/2 naela värsket või külmutatud turska, 1/2 kuni 1 tolli paks
4 tükki 24 tolli pikk ja 12 tolli lai kile
1 keskmine suvikõrvits, lõigatud julienne'i ribadeks
Sidruni- ja ürdikaste (vt retsept)
¼ tassi Chipotle Paleo Mayo (vt retsept)
1-2 supilusikatäit püreestatud küpset mangot *
1 spl värsket laimi- või sidrunimahla või riisiveini äädikat
2 spl hakitud värsket basiilikut

1. Sulatage kala, kui see on külmunud. Loputage kala; kuivatage imava paberiga. Lõika kala neljaks portsjonisuuruseks tükiks.

2. Voldi iga alumiiniumfooliumi tükk pooleks, et saada topeltpaksus 12-tolline ruut. Asetage osa kalast fooliumiruudu keskele. Kõige peale tõsta veerand suvikõrvitsast. Puista peale sidruniürdikaste. Tõstke fooliumi kaks vastaskülge ja keerake mitu korda suvikõrvitsa ja kala peale. Voldi mähise otsad kokku. Korrake, et teha veel kolm pakki. Dipikastme jaoks segage väikeses kausis kokku Chipotle Paleo Mayo, mango, laimimahl ja basiilik; kõrvale panema.

3. Söe- või gaasigrilli jaoks asetage pakid õlitatud restile otse keskmisele kuumusele. Katke ja grillige 6–9

minutit või seni, kuni kala hakkab kahvliga katsetamisel lagunema ja suvikõrvits on krõbe ja pehme (valmisoleku kontrollimiseks avage pakend ettevaatlikult). Ärge keerake pakendeid grillimise ajal. Määri iga portsjon kastmega.

* Näpunäide: mangopüree jaoks sega blenderis ¼ tassi tükeldatud mangot ja 1 spl vett. Katke ja segage, kuni saate homogeense segu. Lisa ülejäänud mangopüree smuutile.

TURSK RIESLINGIS PESTOTÄIDISEGA TOMATITEGA

ETTEVALMISTUS: 30 minutit keetmist: 10 minutit: 4 portsjonit

1 kuni 1 1/2 naela värsket või külmutatud tursafileed, umbes 1 tolli paksune
4 Rooma tomatit
3 supilusikatäit basiiliku pestot (vt retsept)
¼ tl jahvatatud musta pipart
1 tass kuiva Rieslingit või Sauvignon Blanci
1 oksake värsket tüümiani või 1/2 tl kuivatatud tüümiani, purustatud
1 loorberileht
½ tassi vett
2 supilusikatäit hakitud šalottsibulat
sidruni viilud

1. Sulatage kala, kui see on külmunud. Lõika tomatid horisontaalselt pooleks. Koguge seemned ja veidi viljaliha. (Kui on vaja, et tomat lapikuks, siis lõika otsast väga õhuke viil, jälgides, et tomati põhja ei torgaks.) Nirista igasse tomatipoolikusse veidi pestot; puista peale jahvatatud pipart; kõrvale panema.

2. Loputa kala; kuivatage imava paberiga. Lõika kala neljaks osaks. Asetage auruti korv suurele tihedalt suletava kaanega pannile. Lisage pannile umbes 1/2 tolli vett. Lase keema tõusta; vähenda kuumust keskmisele tasemele. Lisage tomatid, lõikepool üleval, auruti korvi. Katke ja aurutage 2-3 minutit või kuni see on läbi kuumenenud.

3. Tõsta tomatid vaagnale; kate soojas hoidmiseks. Eemaldage auruti korv pannilt; visake vesi ära. Lisa pannile vein, tüümian, loorber ja 1/2 tassi vett. Lase keema tõusta; Vähendage temperatuuri keskmisele madalale. Lisa kala ja šalottsibul. Hauta kaane all 8–10 minutit või kuni kala hakkab kahvliga katsetamisel laiali vajuma.

4. Nirista kalale veidi salaküttimisvedelikku. Serveeri kala pestotäidisega kirsstomatite ja sidruniviiludega.

GRILLITUD PISTAATSIA- JA KORIANDRIKOOREGA TURSK MAGUSKARTULIPÜREEL

ETTEVALMISTUS:20 minutit küpsetamist: 10 minutit praadimist: 4–6 minutit 1/2-tollise paksuse kohta teeb: 4 portsjonit

1 1/2 naela värsket või külmutatud turska
Oliiviõli või rafineeritud kookosõli
2 spl jahvatatud pistaatsiapähklit, pekanipähklit või mandleid
1 munavalge
½ tl peeneks hakitud sidrunikoort
1 1/2 naela maguskartulit, kooritud ja tükkideks lõigatud
2 küüslauguküünt
1 supilusikatäis kookosõli
1 supilusikatäis riivitud värsket ingverit
½ tl jahvatatud köömneid
¼ tassi kookospiima (nagu Nature's Way)
4 tl koriandripestot või basiilikupestot (vtretseptid)

1. Sulatage kala, kui see on külmunud. Kuumuta grill. Broileripanni õlirest. Sega väikeses kausis maapähklid, munavalge ja sidrunikoor; kõrvale panema.

2. Bataadipüree jaoks keetke bataat ja küüslauk keskmises kastrulis 10–15 minutit või kuni need on pehmed, piisavalt keevas vees, et need kataks. Äravool; pane bataat ja küüslauk kastrulisse tagasi. Püreesta kartulipüree abil bataat. Segage 1

supilusikatäis kookosõli, ingverit ja köömneid. Sega juurde kookospiim heledaks ja kohevaks.

3. Loputa kala; kuivatage imava paberiga. Lõika kala neljaks osaks ja laota röstimispanni ettevalmistatud kuumutamata restile. Tõmmake õhukeste servade alla. Määri iga tükk koriandripestoga. Tõsta pähklisegu pesto peale ja määri õrnalt laiali. Grillige kala 4–6 minutit kuumusest 4–6 minutit ½ tolli paksuse kohta või kuni kala hakkab kahvliga katsetamisel laiali vajuma. Katke praadimise ajal fooliumiga, kui kate hakkab kõrbema. Serveeri kala maguskartuliga.

ROSMARIINI MANDARIINI TURSK RÖSTITUD BROKKOLIGA

ETTEVALMISTUS:15 minutit marineerimist: kuni 30 minutit küpsetamist: 12 minutit 4 portsjoni jaoks

1 1/2 naela värsket või külmutatud turska
1 tl peeneks hakitud mandariinikoort
½ tassi värsket mandariini või apelsinimahla
4 supilusikatäit oliiviõli
2 tl värskelt lõigatud rosmariini
¼ kuni ½ tl jahvatatud musta pipart
1 tl peeneks hakitud mandariinikoort
3 tassi brokkoli õisikuid
¼ tl hakitud punast pipart
Tangeriini viilud, seemned eemaldatud

1. Kuumuta ahi temperatuurini 450 ° F. Sulatage kala, kui see on külmunud. Loputage kala; kuivatage imava paberiga. Lõika kala neljaks portsjonisuuruseks tükiks. Mõõda kala paksus. Sega sügavas tassis kokku mandariinikoor, mandariinimahl, 2 supilusikatäit oliiviõli, rosmariin ja must pipar; lisa kala. Kata ja marineeri külmkapis kuni 30 minutit.

2. Viska suures kausis brokkoli koos ülejäänud 2 spl oliiviõli ja purustatud punase pipraga. Asetage 2-liitrisesse küpsetusnõusse.

3. Pintselda madalat ahjuvormi kergelt veel oliiviõliga. Nõruta kala, jättes marinaadi alles. Asetage kala pannile, surudes õhukesed servad alla. Aseta kala ja brokkoli ahju. Küpseta brokkolit 12–15 minutit või

kuni see on pehme, segades üks kord poole küpsetamise ajal. Küpseta kala 4–6 minutit iga 1/2 tolli paksuse kala kohta või seni, kuni kala hakkab kahvliga katsetamisel lagunema.

4. Lase reserveeritud marinaad väikeses kastrulis keema; küpseta 2 minutit. Piserda marinaad küpsenud kalale. Serveeri kala koos brokkoli ja mandariiniviiludega.

KARRI-TURSASALATI WRAPID MARINEERITUD REDISEGA

ETTEVALMISTUS:20 minutit puhkust: 20 minutit keetmist: 6 minutit: 4 portsjonitFOTO

1 nael värsket või külmutatud tursafileed
6 redist, jämedalt hakitud
6-7 supilusikatäit siidri äädikat
½ tl hakitud punast pipart
2 spl rafineerimata kookosõli
¼ tassi mandlivõid
1 küüslauguküüs, hakitud
2 tl peeneks riivitud ingverit
2 supilusikatäit oliiviõli
1½ kuni 2 tl soolamata karripulbrit
4 kuni 8 salatilehte või salatilehte
1 magus punane paprika, lõigatud julienne'i ribadeks
2 spl värsket hakitud koriandrit

1. Sulatage kala, kui see on külmunud. Segage keskmises kausis redised, 4 supilusikatäit äädikat ja ¼ tl purustatud punast pipart; lase seista 20 minutit, aegajalt segades.

2. Mandlivõikastme jaoks sulata väikeses potis madalal kuumusel kookosõli. Sega mandlivõi ühtlaseks massiks. Segage küüslauk, ingver ja ülejäänud ¼ tl purustatud punast pipart. Eemaldage kuumusest. Lisa ülejäänud 2–3 supilusikatäit siidriäädikat, segades ühtlaseks; kõrvale panema. (Äädika lisamisel kaste pisut pakseneb.)

3. Loputa kala; kuivatage imava paberiga. Kuumuta suurel pannil keskmisel kuumusel oliiviõli ja karripulber. Lisa kala; küpseta 3–6 minutit või kuni kala hakkab kahvliga katsetamisel tükkideks lagunema, keerates seda poole küpsetusaja jooksul üks kord. Kahe kahvli abil tükeldage kala jämedalt.

4. Nõruta redised; visake marinaad ära. Nirista igasse salatilehte veidi kala, paprika ribasid, redisesegu ja mandlivõikastet. Puista üle koriandriga. Keera leht täidise ümber. Soovi korral kinnita ümbrised puidust hambaorkidega.

RÖSTITUD KILTTURSK SIDRUNI JA APTEEGITILLIGA

ETTEVALMISTUS:25 minutit röstimist: 50 minutit: 4 portsjonit

KILTTURSAS, TURSAS JA POLLAKIS ON SEE KÕIK OLEMASKERGELT MAITSESTATUD TIHKE VALGE VILJALIHA. NEED ON ASENDATAVAD ENAMIKUS RETSEPTIDES, SEALHULGAS SELLES LIHTSAS KÜPSETATUD KALA- JA KÖÖGIVILJAROAS KOOS ÜRTIDE JA VEINIGA.

4 värsket või külmutatud 6 untsi kilttursa-, tursa- või pollakifileed, umbes ½ tolli paksused

1 suur apteegitilli sibul, südamikust puhastatud ja viilutatud, lehed reserveeritud ja tükeldatud

4 keskmist porgandit, poolitatud vertikaalselt ja viilutatud 2–3 tolli pikkusteks tükkideks

1 punane sibul, poolitatud ja viilutatud

2 küüslaugu küünt, hakitud

1 sidrun, lõigatud õhukesteks viiludeks

3 supilusikatäit oliiviõli

½ tl musta pipart

¾ klaasi kuiva valget veini

2 supilusikatäit peeneks hakitud värsket peterselli

2 supilusikatäit hakitud värskeid apteegitilli lehti

2 tl peeneks hakitud sidrunikoort

1. Sulatage kala, kui see on külmunud. Kuumuta ahi temperatuurini 400 ° F. Sega 3-kvartises ristkülikukujulises ahjuvormis apteegitill, porgand, sibul, küüslauk ja sidruniviilud. Nirista peale 2 spl

oliiviõli ja puista peale ¼ tl pipart; viska mantlile. Vala vein tassi. Kata plaat fooliumiga.

2. Rösti 20 minutit. Avasta; sega sisse köögiviljasegu. Küpseta veel 15–20 minutit või kuni köögiviljad on krõbedad ja pehmed. Sega juurde köögiviljasegu. Piserdage kala ülejäänud ¼ tl pipraga; asetage kala köögiviljasegu peale. Nirista peale ülejäänud 1 spl oliiviõli. Röstige umbes 8–10 minutit või kuni kala hakkab kahvliga katsetamisel lagunema.

3. Sega väikeses kausis petersell, apteegitilli lehed ja sidrunikoor. Serveerimiseks jaga kala ja köögiviljasegu serveerimistaldrikutele. Vala pannimahlad kalale ja köögiviljadele. Puista peale petersellisegu.

PEKANIPÄHKLIKOOREGA SNAPPER REMOULAADI NING OKRA JA CAJUN TOMATITEGA

ETTEVALMISTUS:1 tund keetmist: 10 minutit keetmist: 8 minutit: 4 portsjonit

SEE KALAROOG ON SELTSKONDA VÄÄRTVALMISTAMINE VÕTAB VEIDI AEGA, KUID RIKKALIKUD MAITSED ON SEDA VÄÄRT. REMOULADE, MAJONEESIL PÕHINEVA DIPIKASTME, MILLELE ON LISATUD SINEPI, SIDRUNIT JA CAJUN-CILANTRO MAITSEAINET KOOS HAKITUD PUNASE PIPRA, TALISIBULA JA PETERSELLIGA, SAAB VALMISTADA PÄEV VAREM JA JAHUTADA.

- 4 supilusikatäit oliiviõli
- ½ tassi peeneks hakitud pekanipähklit
- 2 spl hakitud värsket peterselli
- 1 spl hakitud värsket tüümiani
- 2 8-untsi punast snapperi fileed, ½ tolli paksused
- 4 tl Cajuni maitseainet (vt retsept)
- ½ tassi tükeldatud sibulat
- ½ tassi kuubikuteks lõigatud rohelist pipart
- ½ tassi kuubikuteks lõigatud sellerit
- 1 supilusikatäis hakitud küüslauku
- 1 kilo värskeid okra kaunaid, lõigatud 1 tolli paksusteks viiludeks (või värske spargel, lõigatud 1 tolli paksusteks viiludeks)
- 8 untsi viinamarja- või kirsstomateid, poolitatud
- 2 tl hakitud värsket tüümiani
- must pipar

Rémoulade (vt retsepti paremal)

1. Kuumuta keskmisel pannil 1 spl oliiviõli keskmisel kuumusel. Lisage pekanipähklid ja röstige umbes 5 minutit või kuni need on kuldsed ja lõhnavad, sageli segades. Tõsta pekanipähklid väikesesse kaussi ja lase jahtuda. Lisa petersell ja tüümian ning tõsta kõrvale.

2. Kuumuta ahi temperatuurini 400 ° F. Vooderda küpsetusplaat küpsetuspaberi või fooliumiga. Laota snapperfileed küpsetusplaadile, nahk allapoole, ja puista igale poole 1 tl Cajuni maitseainet. Nirista kondiitripintsliga fileedele 2 spl oliiviõli. Jagage pekanipähklid ühtlaselt fileedele, surudes pekanipähklid õrnalt kala pinnale, et need kokku jääksid. Võimalusel katke kõik kalafilee avatud kohad pähklitega. Küpseta kala 8–10 minutit või seni, kuni see noaotsaga kergesti helbeks läheb.

3. Kuumuta suurel pannil keskmisel-kõrgel kuumusel ülejäänud 1 spl oliiviõli. Lisa sibul, paprika, seller ja küüslauk. Küpseta ja sega 5 minutit või kuni köögiviljad on krõbedad ja pehmed. Lisa viilutatud okra (või spargel, kui kasutad) ja tomatid; küpseta 5–7 minutit või kuni okra on krõbe ja tomatid hakkavad lõhenema. Tõsta tulelt ja maitsesta tüümiani ja musta pipraga. Serveeri köögivilju snapperi ja Rémoulaadiga.

Remulaad: tõmmake köögikombainis ½ tassi hakitud punast pipart, ¼ tassi hakitud šalottsibulat ja 2 supilusikatäit hakitud värsket peterselli, kuni see on valmis. Lisage ¼ tassi Paleo Mayo (vt<u>retsept</u>), ¼ tassi Dijoni stiilis sinepit (vt<u>retsept</u>), 1 1/2 teelusikatäit sidrunimahla ja 1/4 tl Cajuni maitseainet (vt<u>retsept</u>). Blenderda kuni segunemiseni. Tõsta serveerimisnõusse ja pane serveerimiseks külmkappi. (Remulaadi saab teha 1 päev ette ja jahutada.)

ESTRAGON-TUUNIKALA TARTLETID AVOKAADO JA SIDRUNI AÏOLIGA

ETTEVALMISTUS:25 minutit keetmist: 6 minutit: 4 portsjonitFOTO

KOOS LÕHEGA ON ÜKS TUUNIKALAHARULDANE KALALIIK, MIDA SAAB PEENEKS HAKKIDA JA BURGEREID TEHA. OLGE ETTEVAATLIK, ET TUUNIKALA KÖÖGIKOMBAINIS ÜLE EI TÖÖDELDA – LIIGNE TÖÖTLEMINE MUUDAB SELLE KÕVAKS.

Värsked või külmutatud 1 kilo nahata tuunikala filee

1 munavalge, kergelt vahustatud

¾ tassi jahvatatud kuldse linaseemnejahu

1 spl estragoni või värsket tilli tükeldatud väikesteks tükkideks

2 spl värsket hakitud murulauku

1 tl peeneks hakitud sidrunikoort

2 supilusikatäit linaseemneõli, avokaadoõli või oliiviõli

1 keskmine avokaado, seemnetega

3 supilusikatäit Paleo Mayo (vtretsept)

1 tl peeneks hakitud sidrunikoort

2 tl värsket sidrunimahla

1 küüslauguküüs, hakitud

4 untsi beebispinatit (umbes 4 tihedalt pakitud tassi)

⅓ tassi röstitud küüslauguvinegretti (vtretsept)

1 Granny Smithi õun, südamikud ja tikutopsi suurusteks tükkideks lõigatud

1/4 tassi hakitud röstitud kreeka pähkleid (vtjootraha)

1. Sulatage kala, kui see on külmunud. Loputage kala; kuivatage imava paberiga. Lõika kala 1 1/2-tollisteks tükkideks. Aseta kala köögikombaini; töödelge sisse/välja impulssidega kuni peeneks hakkimiseni. (Olge ettevaatlik, et mitte üle pingutada, vastasel juhul kõvenete kotlet.) Tõsta kala kõrvale.

2. Sega keskmises kausis munavalge, ¼ tassi linaseemnejahu, estragon, murulauk ja sidrunikoor. Lisa kala; segage õrnalt, et seguneda. Vormi kalasegust neli ½ tolli paksust pätsi.

3. Asetage ½ tassi ülejäänud linaseemnejahu sügavasse nõusse. Kasta pätsikesed linaseemnesegusse, keera ühtlaseks kattumiseks.

4. Kuumuta väga suurel pannil õli keskmisel kuumusel. Küpseta tuunikalapätsikesi kuumas õlis 6–8 minutit või seni, kuni pätsikestesse horisontaalselt sisestatud kiirloetav termomeeter registreerib temperatuuri 160 °F, keerates poole küpsetusaja jooksul üks kord.

5. Vahepeal püreestage keskmises kausis aïoli jaoks kahvliga avokaado. Lisage paleo majonees, sidrunikoor, sidrunimahl ja küüslauk. Püreesta, kuni see on hästi segunenud ja peaaegu ühtlane.

6. Asetage spinat keskmisesse kaussi. Kleit spinat röstitud küüslaugu vinegretiga; viska mantlile. Iga portsjoni jaoks lao serveerimisvaagnale tuunikala pätsike ja veerand spinatist. Pealt tuunikala mõne aïoliga. Spinatipealne õuna ja kreeka pähklitega. Serveeri kohe.

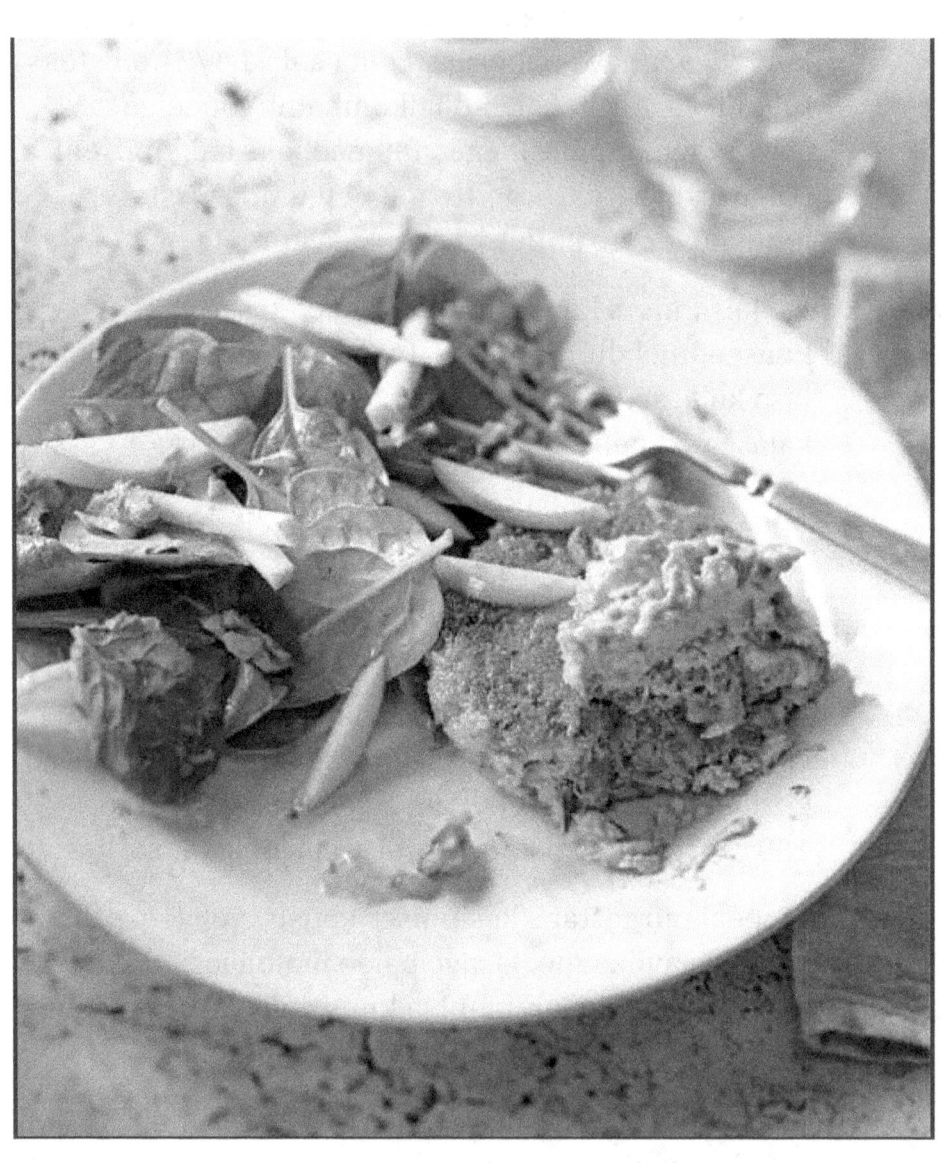

TRIIBULINE MADAL TAGINE

ETTEVALMISTUS:50 minutit külmas: 1 kuni 2 tundi keetmist: 22 minutit küpsetamist: 25 minutit 4 portsjoni jaoks

TAGINE ON NIMINII PÕHJA-AAFRIKA ROA TÜÜBIST (TEATUD HAUTIS) KUI KA KOONUSEKUJULISEST POTIST, MILLES SEDA KÜPSETATAKSE. KUI TEIL SEDA POLE, SOBIB HÄSTI KAETUD AHJUPANN. CHERMOULA ON PAKS PÕHJA-AAFRIKA ÜRDIPASTA, MIDA KASUTATAKSE SAGELI KALADE MARINAADINA. SERVEERI SEDA VÄRVILIST KALAROOGA KOOS KARTULIPÜREE VÕI LILLKAPSAGA.

- 4 värsket või külmutatud 6-untsi bassi või hiidlesta fileed, naha peal
- 1 hunnik hakitud koriandrit
- 1 tl peeneks hakitud sidrunikoort (tõrjuda)
- ¼ tassi värsket sidrunimahla
- 4 supilusikatäit oliiviõli
- 5 küüslauguküünt, hakitud
- 4 tl jahvatatud köömneid
- 2 tl magusat paprikat
- 1 tl jahvatatud koriandrit
- ¼ tl jahvatatud aniisi
- 1 suur sibul, kooritud, poolitatud ja õhukesteks viiludeks
- 1 15 untsi röstitud kuubikuteks lõigatud tomatit ilma soolata, kuivatamata
- ½ tassi kana kondipuljongit (vt<u>retsept</u>) või kanapuljong ilma soolata

1 suur kollane paprika, seemnetest puhastatud ja ½-tollisteks ribadeks lõigatud

1 suur oranž paprika, seemnetest puhastatud ja ½-tollisteks ribadeks lõigatud

1. Sulatage kala, kui see on külmunud. Loputage kala; kuivatage imava paberiga. Asetage kalafileed mittemetallist ahjuvormi. Pange kala kõrvale.

2. Chermoula jaoks segage segistis või väikeses köögikombainis koriander, sidrunimahl, 2 spl oliiviõli, 4 hakitud küüslauguküünt, köömned, paprika, koriander ja aniis. Kata ja blenderda ühtlaseks.

3. Vala pool chermoulast kalale, keerates kala mõlemalt poolt katteks. Kata kaanega ja pane 1–2 tunniks külmkappi. Katke ülejäänud chermoula; lase seista toatemperatuuril kuni vaja.

4. Kuumuta ahi temperatuurini 325 ° F. Kuumuta suurel ahjukindlal pannil ülejäänud 2 supilusikatäit õli keskmisel-kõrgel kuumusel. Lisa sibul; küpseta ja sega 4–5 minutit või kuni see on pehme. Sega juurde ülejäänud 1 hakitud küüslauguküüs; küpseta ja sega 1 minut. Lisa chermoula, tomatid, kanapuljong, paprika ribad ja sidrunikoor. Lase keema tõusta; vähendada kuumust. Hauta kaaneta 15 minutit. Soovi korral viige segu tagiinile; kõige peale kala ja roast järele jäänud chermoula. kate; küpseta 25 minutit. Serveeri kohe.

HIIDLEST KREVETI- JA KÜÜSLAUGUKASTMES SOFFRITO LEHTKAPSAGA

ETTEVALMISTUS:30 minutit keetmist: 19 minutit keetmist: 4 portsjonit

ON OLEMAS ERINEVAD HIIDLESTA ALLIKAD JA TÜÜBID,JA NEED VÕIVAD OLLA VÄGA ERINEVA KVALITEEDIGA JA PÜÜTUD VÄGA ERINEVATES TINGIMUSTES. KALADE JÄTKUSUUTLIKKUS, KESKKOND, MILLES SEE ELAB, JA TINGIMUSED, MILLES SEDA KASVATATAKSE/PÜÜTAKSE, ON KÕIK TEGURID, MIS MÄÄRAVAD, MILLINE KALA ON TARBIMISEKS HEA VALIK. KÜLASTAGE MONTEREY BAY AKVAARIUMI VEEBISAITI (WWW.SEAFOODWATCH.ORG) UUSIMAT TEAVET SELLE KOHTA, MILLIST KALA SÜÜA JA MILLIST VÄLTIDA.

- 4 värsket või külmutatud 6-untsilist hiidlesta fileed, umbes 1 tolli paksused
- must pipar
- 6 supilusikatäit ekstra neitsioliiviõli
- ½ tassi peeneks hakitud sibulat
- ¼ tassi kuubikuteks lõigatud punast paprikat
- 2 küüslauguküünt, hakitud
- ¾ tl suitsutatud hispaania paprikat
- ½ tl hakitud värsket pune
- 4 tassi kaelusega rohelisi, varrega, lõigatud ¼ tolli paksusteks paeladeks (umbes 12 untsi)
- ⅓ tassi vett

8 untsi keskmisi krevette, kooritud, puhastatud ja
   jämedalt tükeldatud
4 küüslauguküünt, lõigatud õhukesteks viiludeks
¼ kuni ½ tl hakitud punast pipart
⅓ tassi kuiva šerrit
2 supilusikatäit sidrunimahla
¼ tassi hakitud värsket peterselli

1. Sulatage kala, kui see on külmunud. Loputage kala; kuivatage imava paberiga. Puista kalale pipraga. Kuumuta suurel pannil keskmisel kuumusel 2 supilusikatäit oliiviõli. Lisa filee; küpseta 10 minutit või kuni kahvliga katsetades pruunistunud ja kala helbed, keerates poole küpsetamise ajal üks kord. Tõsta kala fooliumiga vaagnale ja telki, et hoida soojas.

2. Samal ajal kuumuta teises suures pannil keskmisel kuumusel 1 spl oliiviõli. Lisa sibul, paprika, 2 hakitud küüslauguküünt, paprika ja pune; küpseta ja sega 3–5 minutit või kuni see on pehme. Sega kaelusroheline ja vesi. Katke ja küpseta 3–4 minutit või kuni vedelik on aurustunud ja köögiviljad on pehmed, aeg-ajalt segades. Kata ja hoia serveerimiseni soojas.

3. Krevetikastme jaoks lisa kala küpsetamiseks kasutatud pannile ülejäänud 3 supilusikatäit oliiviõli. Lisa krevetid, 4 viilutatud küüslauguküünt ja purustatud punane pipar. Küpseta ja sega 2–3 minutit või kuni küüslauk hakkab kuldseks muutuma. Lisa krevetid; küpseta 2–3 minutit, kuni krevetid on tugevad ja roosad. Lisage šerri ja sidrunimahl. Küpseta 1 kuni 2

minutit või kuni see on veidi vähenenud. Lisa petersell.

4. Jaga krevetikaste hiidlestafilee vahel. Serveeri koos köögiviljadega.

MEREANDIDE BOUILLABAISSE

ALGUSEST LÕPUNI: 1 ½ TUNDI VALMISTAMINE: 4 PORTSJONIT

NAGU ITAALIA CIOPPINO, NII KA SEE PRANTSUSE KALAHAUTISTUNDUB, ET KALA JA KOORIKLOOMAD ESINDAVAD MAITSET PÄEVASAAGIST, MIS ON VISATUD POTTI KÜÜSLAUGU, SIBULA, TOMATI JA VEINIGA. BOUILLABAISSE'I TUNNUSMAITSE ON AGA SAFRANI, APTEEGITILLI JA APELSINIKOORE MAITSETE KOMBINATSIOON.

1 nael värsket või külmutatud nahata hiidlestafilee, lõigatud 1-tollisteks tükkideks

4 supilusikatäit oliiviõli

2 tassi hakitud sibulat

4 küüslauguküünt, purustatud

Igaüks 1 apteegitill, südamikust puhastatud ja tükeldatud

6 roma tomatit, tükeldatud

¾ tassi kana kondipuljongit (vt<u>retsept</u>) või kanapuljong ilma soolata

¼ tassi kuiva valget veini

1 tass peeneks hakitud sibulat

1 pea apteegitilli südamik puhastatud ja peeneks hakitud

6 küüslauguküünt, hakitud

1 apelsin

3 roma tomatit, peeneks hakitud

4 niiti safranit

1 spl hakitud värsket pune

1 naela väikesed kaeluskarbid, puhastatud ja loputatud

1 nael rannakarbid, habe eemaldatud, nühitud ja loputatud (vt<u>jootraha</u>)

Tükeldatud värske oregano (valikuline)

1. Sulatage hiidlest, kui see on külmunud. Loputage kala; kuivatage imava paberiga. Pange kala kõrvale.

2. Kuumuta 6–8-liitrises Hollandi ahjus 2 spl oliiviõli keskmisel kuumusel. Lisage potti 2 tassi hakitud sibulat, 1 hakitud apteegitill ja 4 purustatud küüslauguküünt. Küpseta 7–9 minutit või kuni sibul on pehme, aeg-ajalt segades. Lisa 6 tükeldatud tomatit ja 1 pea hakitud apteegitilli; küpseta veel 4 minutit. Lisa potti kanakondipuljong ja valge vein; hauta 5 minutit; jahuta veidi. Tõsta köögiviljasegu blenderisse või köögikombaini. Kata ja blenderda või blenderda ühtlaseks; kõrvale panema.

3. Kuumutage samas Hollandi ahjus keskmisel kuumusel ülejäänud 1 spl oliiviõli. Lisage 1 tass peeneks hakitud sibulat, 1 peeneks hakitud apteegitilli pea ja 6 hakitud küüslauguküünt. Küpseta keskmisel kuumusel 5–7 minutit või kuni peaaegu pehme, sageli segades.

4. Eemaldage apelsinikoor suurteks ribadeks kartulikoorijaga; kõrvale panema. Lisa köögiviljapüree, 3 tükeldatud tomatit, safranit, pune ja apelsinikoore ribad Hollandi ahju. Lase keema tõusta; keemise säilitamiseks vähenda kuumust. Lisage karbid, rannakarbid ja kala; viska õrnalt, et kala kataks kastmega. Reguleerige kuumust vastavalt vajadusele, et hoida keetmist. Kata kaanega ja hauta

3–5 minutit, kuni rannakarbid ja karbid on avanenud ning kala hakkab kahvliga katsetamisel laiali vajuma. Valage serveerimiseks madalatesse kaussidesse. Soovi korral puista peale veel pune.

KLASSIKALINE KREVETTIDE CEVICHE

ETTEVALMISTUS:20 minutit keetmist: 2 minutit külmas: 1 tund puhkust: 30 minutit: 3 kuni 4 portsjonit

SEE LADINA-AMEERIKA ROOG ON SUUREPÄRANEMAITSETEST JA TEKSTUURIDEST. KRÕBE KURK JA SELLER, KREEMJAS AVOKAADO, TERAV JA TERAV JALAPEÑO NING ÕRN MAGUS KREVETISEGU LAIMIMAHLAS JA OLIIVIÕLIS. TRADITSIOONILISES CEVICHE'IS KÜPSETAB LAIMIMAHLAS OLEV HAPE KREVETID LÄBI – KUID KIIRE KEEVASSE VETTE KASTMINE EI JÄTA OHUTUSE MÕTTES MIDAGI JUHUSE HOOLEKS – EGA KAHJUSTA KREVETTIDE MAITSET EGA TEKSTUURI.

- 1 nael värskeid või külmutatud keskmisi krevette, kooritud ja sabad eemaldatud, sabad eemaldatud
- ½ kurki, kooritud, seemnetest puhastatud ja tükeldatud
- 1 tass hakitud sellerit
- ½ väikest punast sibulat, hakitud
- 1 või 2 jalapeñot, seemnetest puhastatud ja tükeldatud (vt jootraha)
- ½ tassi värsket laimimahla
- 2 roma tomatit, tükeldatud
- 1 avokaado, poolitatud, seemnetest puhastatud, kooritud ja kuubikuteks lõigatud
- ¼ tassi hakitud värsket koriandrit
- 3 supilusikatäit oliiviõli
- ½ tl musta pipart

1. Sulatage krevetid, kui need on külmunud. Koorige ja eemaldage krevetid; eemalda sabad. Loputage krevetid; kuivatage imava paberiga.

2. Täida suur kastrul poolenisti veega. Kuumuta keemiseni. Lisage krevetid keevasse vette. Küpseta kaaneta 1–2 minutit või seni, kuni krevetid on läbipaistmatud; kool. Lase krevetid külma vee all ja nõruta uuesti. Kreveti kuubikud.

3. Sega eriti suures mittereaktiivses kausis krevetid, kurk, seller, sibul, jalapenod ja laimimahl. Kata kaanega ja pane üks või kaks korda segades 1 tunniks külmkappi.

4. Sega hulka tomatid, avokaado, koriander, oliiviõli ja must pipar. Katke ja laske 30 minutit toatemperatuuril seista. Enne serveerimist segage õrnalt.

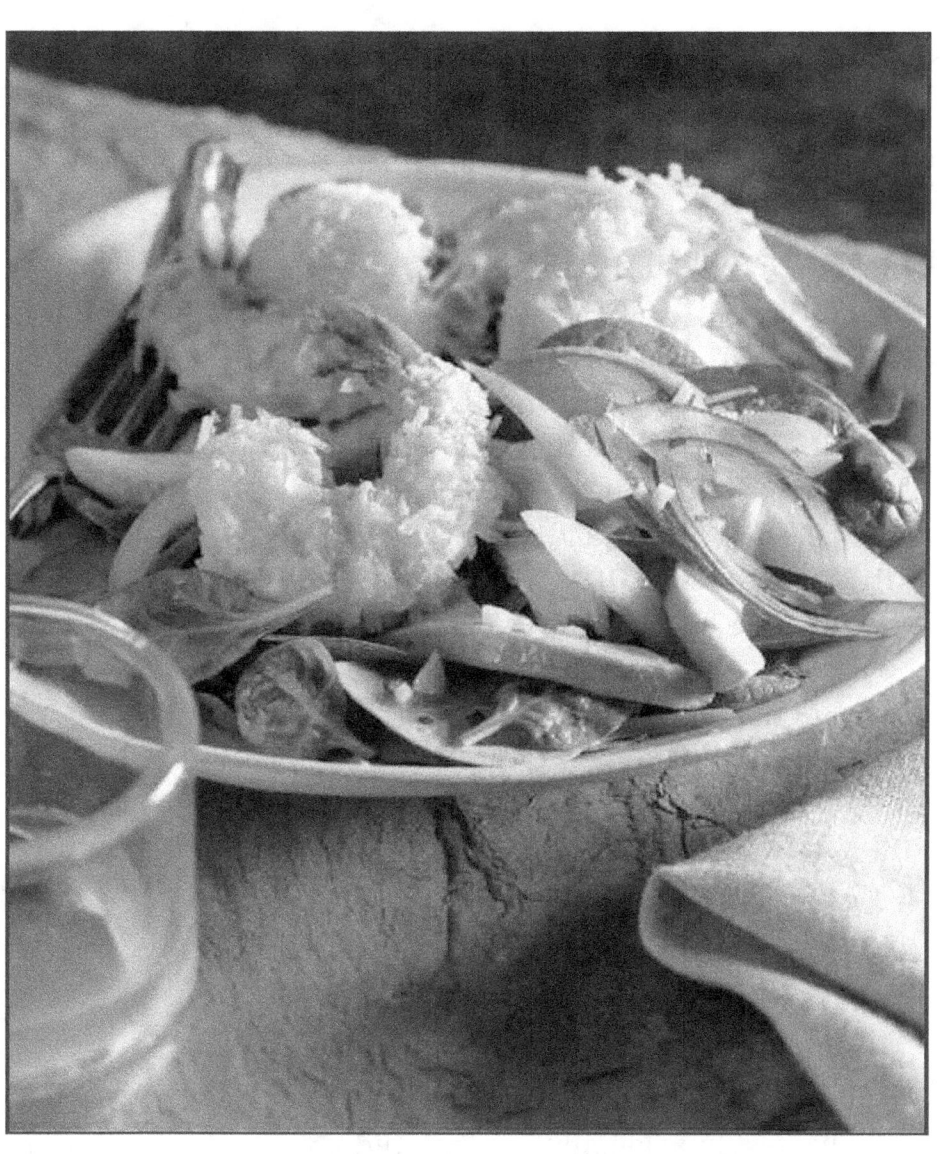

KOOKOSEKOOREGA KREVETTIDE JA SPINATI SALAT

ETTEVALMISTUS:25 minutit keetmist: 8 minutit 4 portsjoni jaoksFOTO

KAUBANDUSLIKULT TOODETUD OLIIVIÕLI PIHUSTUSPURGIDVÕIB SISALDADA TERAVILJAALKOHOLI, LETSITIINI JA PROPELLENTI, MIS EI OLE SUUREPÄRANE SEGU, KUI PROOVITE SÜÜA EHTSAT, PUHAST TOITU JA VÄLTIDA TERAVILJA, EBATERVISLIKKE RASVU, KAUNVILJU JA PIIMATOOTEID. ÕLIMASTER KASUTAB AINULT ÕHKU, ET SURUDA ÕLI PEENEKS PIHUSTUSEKS, MIS SOBIB SUUREPÄRASELT KOOKOSKOOREGA KREVETTIDE ENNE KÜPSETAMIST KERGELT KATMISEKS.

- 1 1/2 naela värskeid või külmutatud eriti suuri krevette nende koorega
- Ekstra neitsioliiviõliga täidetud segapudel
- 2 muna
- ¾ tassi magustamata helvestatud või hakitud kookospähklit
- ¾ tassi mandlijahu
- ½ tassi avokaadoõli või oliiviõli
- 3 supilusikatäit värsket sidrunimahla
- 2 supilusikatäit värsket laimimahla
- 2 väikest küüslauguküünt, hakitud
- ⅛ kuni ¼ tl hakitud punast pipart
- 8 tassi värsket beebispinatit
- 1 keskmine avokaado, poolitatud, seemnetest puhastatud, kooritud ja õhukesteks viiludeks lõigatud

1 väike kollane või oranž paprika, lõigatud õhukesteks ribadeks

½ tassi helvestatud punast sibulat

1. Sulatage krevetid, kui need on külmunud. Koorige ja visake krevetid ära, jättes sabad puutumata. Loputage krevetid; kuivatage imava paberiga. Kuumuta ahi temperatuurini 450 ° F. Vooderdage suur küpsetusplaat alumiiniumfooliumiga; määri foolium kergelt Misto pudeli pihustusõliga; kõrvale panema.

2. Klopi madalas ahjuvormis munad kahvliga lahti. Sega teises madalas tassis kookos-mandlijahu. Kastke krevetid kalamarja sisse, muutes need kattekihiks. Kasta kookossegusse, vajuta katteks (jätke sabad katmata). Laota krevetid ettevalmistatud ahjuplaadile ühe kihina. Määri krevettide tipud Misto pudelist niristatud õliga.

3. Küpseta 8-10 minutit või kuni krevetid on läbipaistmatud ja kate on kergelt pruunistunud.

4. Vahepeal sega kastme jaoks keeratavas purgis kokku avokaadoõli, sidrunimahl, laimimahl, küüslauk ja purustatud punane pipar. Katke ja loksutage korralikult.

5. Salatite jaoks jaga spinat nelja serveerimistaldriku vahel. Kõige peale tõsta avokaado, paprika, punane sibul ja krevetid. Nirista üle kastmega ja serveeri kohe.

KREVETID CEVICHE JA TROOPILISED KAMMKARBID

ETTEVALMISTUS:20 minutit marineerimist: 30 kuni 60 minutit: 4 kuni 6 portsjonit

VÄRSKE KERGE CEVICHE ON SUUREPÄRANE EINEKUUMAKS SUVEÕHTUKS. MELONI, MANGO, SERRANO PAPRIKA, APTEEGITILLI JA MANGO-LAIMI SALATIKASTMEGA (VT<u>RETSEPT</u>), SEE ON ORIGINAALI MAGUS JA VÜRTSIKAS.

- 1 nael värskeid või külmutatud kammkarpe
- 1 nael värskeid või külmutatud krevette
- 2 tassi tükeldatud meemelonit
- 2 keskmist mangot, kivideta, kooritud ja tükeldatud (umbes 2 tassi)
- 1 apteegitill, kooritud, neljaks lõigatud, südamik ja õhukesteks viiludeks lõigatud
- 1 keskmine punane paprika, tükeldatud (umbes ¾ tassi)
- 1-2 serrano tšillit, soovi korral seemnetest puhastatud ja õhukesteks viiludeks lõigatud (vt<u>jootraha</u>)
- ½ tassi kergelt pakitud värsket koriandrit, hakitud
- 1 retsept Mango laimi salatikaste (vt<u>retsept</u>)

1. Sulatage külmutatud kammkarbid ja krevetid. Poolita kammkarbid horisontaalselt pooleks. Koori, eemalda ja poolita krevetid horisontaalselt. Loputage kammkarbid ja krevetid; kuivatage imava paberiga. Täida suur kastrul kolmveerandi ulatuses veega. Kuumuta keemiseni. Lisa krevetid ja kammkarbid; küpseta 3–4 minutit või kuni krevetid ja kammkarbid on läbipaistmatud; nõruta ja loputa külma veega, et kiiresti jahtuda. Nõruta hästi ja tõsta kõrvale.

2. Sega eriti suures kausis melon, mango, apteegitill, paprika, serrano tšilli ja koriander. Lisa mango-laimi salatikastet; viska õrnalt katteks. Sega õrnalt hulka keedetud krevetid ja kammkarbid. Lase enne serveerimist 30-60 minutit külmkapis marineerida.

JAMAICA KREVETID AVOKAADOÕLIGA

ALGUSEST LÕPUNI:20 minutit tagasi: 4 portsjonit

KOKKU OOTEAEG ON 20 MINUTIT,SEE ROOG ANNAB VEEL ÜHE PÕHJUSE SÜÜA KODUS TERVISLIKULT, ISEGI KÕIGE KIIREMATEL ÕHTUTEL.

1 nael värskeid või külmutatud keskmisi krevette
1 tass kooritud ja tükeldatud mangot (1 keskmine)
⅓ tassi õhukeselt viilutatud punast sibulat
¼ tassi hakitud värsket koriandrit
1 spl värsket laimimahla
2-3 supilusikatäit Jamaica Jerk maitseainet (vt retsept)
1 supilusikatäis ekstra neitsioliiviõli
2 supilusikatäit avokaadoõli

1. Sulatage krevetid, kui need on külmunud. Sega keskmises kausis mango, sibul, koriander ja laimimahl.

2. Koorige ja visake krevetid ära. Loputage krevetid; kuivatage imava paberiga. Asetage krevetid keskmisesse kaussi. Puista üle Jamaica Jerk maitseainega; viska krevettide igast küljest katmiseks.

3. Kuumuta suurel mittenakkuval pannil oliiviõli keskmisel-kõrgel kuumusel. Lisa krevetid; küpseta ja sega umbes 4 minutit või kuni see on läbipaistmatu.

Nirista krevetid üle avokaadoõliga ja serveeri koos mangoseguga.

SCAMPI KREVETID KUIVATATUD SPINATI JA RADICCHIOGA

ETTEVALMISTUS: 15 minutit keetmist: 8 minutit: 3 portsjonit

"SCAMPI" VIITAB KLASSIKALISELE RESTORANIROALESUURTEST KREVETTIDEST, MIS ON PRAETUD PANNIL VÕI GRILLITUD VÕIS NING ROHKE KÜÜSLAUGU JA SIDRUNIGA. SEE VÜRTSIKAS OLIIVIÕLIVERSIOON ON PALEO-HEAKSKIIDETUD JA TOITEVÄÄRTUSELT TÄIUSTATUD RADICCHIO JA SPINATI KIIRE PRAADIMISEGA.

1 nael värskeid või külmutatud krevette
4 supilusikatäit ekstra neitsioliiviõli
6 küüslauguküünt, hakitud
½ tl musta pipart
¼ tassi kuiva valget veini
½ tassi hakitud värsket peterselli
½ radicchio peast, südamikust puhastatud ja õhukesteks viiludeks lõigatud
½ tl hakitud punast pipart
9 tassi beebispinatit
sidruni viilud

1. Sulatage krevetid, kui need on külmunud. Koorige ja visake krevetid ära, jättes sabad puutumata. Kuumuta suurel pannil 2 supilusikatäit oliiviõli keskmiselkõrgel kuumusel. Lisa krevetid, 4 hakitud küüslauguküünt ja must pipar. Küpseta ja segage umbes 3 minutit või kuni krevetid on läbipaistmatud. Tõsta krevetisegu kaussi.

2. Lisa pannile valge vein. Küpseta, segades, et pruunistunud küüslauk panni põhjast lahti tuleks. Vala krevettidele vein; sega kokku. Sega juurde petersell. Kata lõdvalt fooliumiga, et hoida soojas; kõrvale panema.

3. Lisage pannile ülejäänud 2 spl oliiviõli, ülejäänud 2 hakitud küüslauguküünt, radicchio ja purustatud punane pipar. Küpseta ja sega keskmisel kuumusel 3 minutit või kuni radicchio hakkab närbuma. Lisage ettevaatlikult spinat; küpseta ja sega veel 1–2 minutit või kuni spinat on lihtsalt närbunud.

4. Serveerimiseks jaga spinatisegu kolme serveerimistaldriku vahel; peal krevetiseguga. Serveeri sidruniviiludega, et pigistada krevettide ja roheliste peale.

KRABISALAT AVOKAADO, GREIBI JA JICAMAGA

ALGUSEST LÕPUNI:30 minutit tagasi: 4 portsjonit

KÕIGE PAREM ON JUMBOTÜKK VÕI SELJAUIM KRABILIHASELLE SALATI JAOKS. JUMBO TÜKIKRABILIHA ON SUURED TÜKID, MIS SOBIVAD HÄSTI SALATITESSE. BACKFIN ON SEGU JUMBO KRABILIHA TÜKKIDEST JA VÄIKSEMATEST KRABILIHA TÜKKIDEST KRABI KEHAST. KUIGI SELJAUIM ON VÄIKSEM KUI JUMBO TÜKIKRAB, TÖÖTAB SEE HÄSTI. PARIM ON MUIDUGI VÄRSKE, KUID SULATATUD KÜLMUTATUD KRABI ON SUUREPÄRANE VÕIMALUS.

- 6 tassi beebispinatit
- ½ keskmist jicamat, kooritud ja julieneeritud *
- 2 roosat või rubiinpunast greipi, kooritud, seemnetest eemaldatud ja tükeldatud**
- 2 väikest avokaadot, poolitatud
- 1 nael jumbo krabiliha või seljauim
- Basiiliku greibikaste (vt retsepti paremal)

1. Jaga spinat nelja serveerimistaldriku vahel. Lisage jicama, greibi lõigud ja kogunenud mahl, avokaado ja krabiliha. Nirista peale basiiliku-greibi kaste.

Basiiliku ja greibi kaste: keerake keeratava kaanega purgis kokku ⅓ tassi ekstra neitsioliiviõli; ¼ tassi värsket greibimahla; 2 supilusikatäit värsket apelsinimahla; ½ väikest šalottsibulat, hakitud; 2 supilusikatäit peeneks hakitud värsket basiilikut; ¼ tl hakitud punast pipart; ja ¼ tl musta pipart. Katke ja loksutage korralikult.

* Näpunäide: julienne koorija võimaldab jicama kiiresti õhukesteks ribadeks lõigata.

** Näpunäide: greibi tükeldamiseks lõigake viil vilja varre otsast ja põhjast. Asetage see tööpinnale püsti. Lõika puuviljad ülevalt alla osadeks, järgides puuvilja ümarat kuju, et eemaldada triibuline nahk. Hoidke puuvilju kausi kohal ja lõigake koorimisnoa abil iga kiilu külgedelt vilja keskosa maha, et see südamikust vabastada. Aseta viilud kaussi koos kogunenud mahlaga. Viska luuüdi ära.

COOK CAJUN HOMAARI SABA ESTRAGONI AIOLIGA

ETTEVALMISTUS:20 minutit keetmist: 30 minutit: 4 portsjonitFOTO

ROMANTILISEKS ÕHTUSÖÖGIKS KAHELESEE RETSEPT LÕIKAB KERGESTI POOLEKS. KASUTAGE VÄGA TERAVAID KÖÖGIKÄÄRE, ET AVADA HOMAARI SABADE KEST JA SAADA RIKKALIKULT MAITSESTATUD LIHA.

2 Cajuni maitsestamise retsepti (vtretsept)
12 küüslauguküünt, kooritud ja poolitatud
2 sidrunit, pooleks lõigatud
2 suurt porgandit, kooritud
2 selleripulka, kooritud
2 apteegitilli sibulat, lõigatud õhukesteks viiludeks
1 kilo terveid nööbi seeni
4 Maine'i homaari saba 7–8 untsi
4 x 8 tolli bambusest vardas
½ tassi Paleo Aïoli (küüslaugumajonees) (vtretsept)
¼ tassi Dijoni stiilis sinepit (vtretsept)
2 spl estragoni või hakitud värsket peterselli

1. Sega 8-liitrises kastrulis 6 tassi vett, Cajuni maitseaine, küüslauk ja sidrunid. Lase keema tõusta; keeda 5 minutit. Vähendage kuumust, et vedelik keema jääks.

2. Lõika porgand ja seller risti-rästi neljaks tükiks. Lisa vedelikule porgand, seller ja apteegitill. Katke ja küpseta 10 minutit. Lisage seened; katke ja küpseta 5

minutit. Tõsta lusika abil köögiviljad serveerimisnõusse; hoida soojas.

3. Alustades iga homaari saba kehaosast, libistage vardas läbi liha ja koore, minnes peaaegu lõpuni läbi sabaotsa. (Nii ei kõverdu saba küpsetamise ajal.) Vähenda kuumust. Küpseta homaarisabasid just podisevas vedelikus potis 8–12 minutit või seni, kuni kestad on erkpunased ja liha kahvliga läbitorkamisel pehme. Eemaldage homaar keeduvedelikust. Kasutage homaari sabade hoidmiseks köögirätikut ning eemaldage ja visake need ära.

4. Sega väikeses kausis kokku Paleo Aïoli, Dijoni sinep ja estragon. Serveeri homaari ja köögiviljadega.

RANNAKARBIKUD SAFRANIGA AÏOLI

ALGUSEST LÕPUNI: 1¼ TUNDI VALMISTAMINE: 4 PORTSJONIT

SEE ON PALEO VÕTE PRANTSUSE KLASSIKASTVALGE VEINI JA AROMAATSETE ÜRTIDEGA AURUTATUD RANNAKARBID, MIDA SERVEERITAKSE ÕHUKESTE JA KRÕBEDATE VALGETE KARTULIPANNKOOKIDEGA. VISAKE ÄRA KÕIK RANNAKARBID, MIS EI SULGU ENNE KÜPSETAMIST, JA KÕIK RANNAKARBID, MIS EI AVANE PÄRAST KÜPSETAMIST.

PASTINAAGI FRIIKARTULID
- 1 1/2 naela pastinaaki, kooritud ja lõigatud 3 × 1/4-tollisteks julienne ribadeks
- 3 supilusikatäit oliiviõli
- 2 küüslauguküünt, hakitud
- ¼ tl musta pipart
- ⅛ tl cayenne'i pipart

SAFRAN AIOLI
- ⅓ tassi Paleo Aïoli (küüslaugumajo) (vt retsept)
- ⅛ teelusikatäis õrnalt purustatud safranniite

RANNAKARBID
- 4 supilusikatäit oliiviõli
- ½ tassi peeneks hakitud šalottsibulat
- 6 küüslaugukuünt, hakitud
- ¼ tl musta pipart
- 3 tassi kuiva valget veini
- 3 suurt oksa lehtpeterselli

4 naela rannakarbid, puhastatud ja kooritud*

¼ tassi hakitud värsket Itaalia peterselli (lamedad lehed)

2 spl hakitud värsket estragoni (valikuline)

1. Pastinaagifritüüride jaoks soojendage ahi temperatuurini 450 ° F. Leotage lõigatud pastinaaki 30 minutiks külmikusse piisavalt külmas vees, et need kataks; kurna ja kuivata need imava paberiga.

2. Vooderda suur ahjuplaat küpsetuspaberiga. Aseta pastinaak eriti suurde kaussi. Segage väikeses kausis 3 supilusikatäit oliiviõli, 2 hakitud küüslauguküünt, ¼ tl musta pipart ja Cayenne'i; nirista peale pastinaak ja maitsesta. Laota pastinaak ettevalmistatud ahjuplaadile ühtlase kihina. Küpseta 30-35 minutit või hoia ja hakka pruunistuma, aeg-ajalt segades.

3. Aïoli jaoks sega väikeses kausis Paleo Aïoli ja safran. Kata ja jahuta kuni serveerimiseks valmis.

4. Samal ajal kuumutage 6-8-liitrises potis või Hollandi ahjus 4 spl oliiviõli keskmisel kuumusel. Lisa šalottsibul, 6 küüslauguküünt ja ¼ tl musta pipart; küpseta umbes 2 minutit või kuni see on pehme ja närbunud, sageli segades.

5. Lisa potti vein ja peterselliooksad; lase keema tõusta. Lisa paar korda segades rannakarbid. Katke tihedalt ja aurutage 3–5 minutit või kuni kestad avanevad, segades õrnalt kaks korda. Visake ära rannakarbid, mis ei avane.

6. Tõsta rannakarbid suure lõhikuga lusikaga madalatele supitaldrikutele. Eemaldage ja visake peterselli oksad

keeduvedelikust välja; kalla keeduvedelik rannakarpidele. Puista peale hakitud petersell ja soovi korral estragoni. Serveeri kohe koos pastinaagi fritüüride ja safrani aïoliga.

* Näpunäide: küpseta rannakarbid nende ostmise päeval. Kui kasutate metsikuid rannakarpe, leotage neid 20 minutiks külmas vees kaussi, et liiv ja kruus välja uhtuda. (See ei ole tehistingimustes kasvatatud rannakarpide puhul vajalik.) Puhastage rannakarpe ükshaaval jäiga harjaga külma jooksva vee all. Nõruta rannakarbid umbes 10-15 minutit enne küpsetamist. Habe on väike kiudude mass, mis väljub kestast. Okaste eemaldamiseks haarake nöörist pöidla ja nimetissõrme vahel ning tõmmake hinge poole. (See meetod ei tapa rannakarpe.) Võite kasutada ka kalatange või tange. Veenduge, et iga rannakarbi kest oleks tihedalt suletud. Kui mõni kest on avatud, koputage neid õrnalt vastu letti. Eemaldage rannakarbid, mis mõne minuti jooksul ei sulgu.

PRAETUD KAMMKARBID PEEDIKASTMEGA

ALGUSEST LÕPUNI:30 minutit tagasi: 4 portsjonit<u>FOTO</u>

KAUNI KULDSE KOORIKU SAAMISEKS,ENNE PANNILE LISAMIST VEENDU, ET KAMMKARPIDE PIND OLEKS KUIV JA PANN MÕNUS JA KUUM. SAMUTI LASKE KAMMKARPIDEL PRUUNISTUDA ILMA NEID SEGAMATA 2 VÕI 3 MINUTIT NING KONTROLLIGE NEID ENNE PÖÖRAMIST HOOLIKALT.

1 nael värskeid või külmutatud kammkarpe, kuivatage paberrätikutega

3 keskmist punast peeti, kooritud ja lõigatud väikesteks tükkideks

½ Granny Smithi õun, kooritud ja tükeldatud

2 jalapeñot, varred, seemned ja tükeldatud (vt<u>jootraha</u>)

¼ tassi hakitud värsket koriandrit

2 supilusikatäit peeneks hakitud punast sibulat

4 supilusikatäit oliivõli

2 supilusikatäit värsket laimimahla

Valge pipar

1. Sulatage kammkarbid, kui need on külmunud.

2. Peedikastmeks segage keskmises kausis peet, õunad, jalapeñod, koriander, sibul, 2 spl oliivõli ja laimimahl. Sega hästi. Tõsta kammkarpide valmistamise ajaks kõrvale.

3. Loputage kammkarbid; kuivatage imava paberiga. Kuumuta suurel pannil ülejäänud 2 supilusikatäit oliivõli keskmisel-kõrgel kuumusel. Lisa

kammkarbid; pruunistage 4–6 minutit või kuni see on väljast pruunistunud ja lihtsalt läbipaistmatu. Puista kammkarpe kergelt valge pipraga.

4. Serveerimiseks jaga peedid ühtlaselt serveerimistaldrikutele; peal kammkarpidega. Serveeri kohe.

GRILLITUD KAMMKARBID KURGI TILLIKASTMEGA

ETTEVALMISTUS:35 minutit külmas: 1 kuni 24 tundi grill: 9 minutit tagasi: 4 portsjonit

SIIN ON NÄPUNÄIDE KÕIGE VEATUMATE AVOKAADODE SAAMISEKS:OSTKE NEID SIIS, KUI NEED ON ERKROHELISED JA KÕVAD, SEEJÄREL LASKE NEIL PAAR PÄEVA LETIL KÜPSEDA, KUNI NEED NÄPPUDEGA KERGELT VAJUTADES VEIDI ALLA VAJUVAD. KUI NEED ON KÕVAD JA KÜPSED, EI TEKI NEIL TURULT TRANSPORTIMISEL VEREVALUMEID.

- 12–16 värsket või külmutatud merikammkarpi (kokku 1¼–1¾ naela)
- ¼ tassi oliiviõli
- 4 küüslauguküünt, hakitud
- 1 tl värskelt jahvatatud musta pipart
- 2 keskmist suvikõrvitsat, kooritud ja pikuti poolitatud
- ½ keskmist kurki, poolitatud pikuti ja viilutatud õhukesteks viiludeks
- 1 keskmine avokaado, poolitatud, seemnetest puhastatud, kooritud ja tükeldatud
- 1 keskmine tomat, südamikust puhastatud, seemnetest puhastatud ja tükeldatud
- 2 tl hakitud värsket piparmünti
- 1 tl hakitud värsket tilli

1. Sulatage kammkarbid, kui need on külmunud. Loputage kammkarbid külma veega; kuivatage imava paberiga. Segage suures kausis 3 supilusikatäit õli, küüslauk ja 3/4 teelusikatäit pipart. Lisa kammkarbid; viska õrnalt katteks. Katke ja jahutage

vähemalt 1 tund või kuni 24 tundi, aeg-ajalt õrnalt segades.

2. Pintselda suvikõrvitsapoolikud ülejäänud 1 spl õliga; Puista ühtlaselt ülejäänud ¼ tl pipraga.

3. Nõruta kammkarbid, visake marinaad ära. Keerake igasse kammkarpi kaks 10–12-tollist varrast, kasutades iga varraste paari jaoks 3 või 4 kammkarpi ja jättes kammkarpide vahele ½-tollise ruumi. * (Kammkarpide nöörimine kahele vardale aitab neid grillimisel ja pööramisel stabiilsena hoida.)

4. Söe- või gaasigrilli jaoks aseta kammkarbivardad ja suvikõrvitsapoolikud otse keskmisel kuumusel grillile. ** Katke kaanega ja hautage, kuni kammkarbid on läbipaistmatud ja suvikõrvits on lihtsalt pehme, pöördudes poole küpsemise ajal. Oodake kammkarpide puhul 6–8 minutit ja suvikõrvitsa puhul 9–11 minutit.

5. Samal ajal sega salsa jaoks keskmises kausis kurk, avokaado, tomat, piparmünt ja till. Sega õrnalt segunemiseks. Asetage 1 kammkarbivarras igale neljale serveerimistaldrikule. Lõika suvikõrvitsapoolikud diagonaalselt risti pooleks ja lisa koos kammkarpidega roogadele. Määri kurgisegu ühtlaselt kammkarpidele.

* Näpunäide: kui kasutate puidust vardaid, leotage enne kasutamist 30 minutit piisavalt vett, et see oleks kaetud.

** Hautamiseks: valmistage vastavalt juhistele 3. sammus. Asetage kammkarbivardad ja suvikõrvitsapoolikud pannil kuumutamata restile. Küpseta 4–5 tolli kuumusest, kuni kammkarbid on läbipaistmatud ja suvikõrvits on pehme, keerates poole küpsetamise ajal korra. Oodake kammkarpide puhul 6–8 minutit ja suvikõrvitsa puhul 10–12 minutit.

PRAETUD KAMMKARBID TOMATI, OLIIVIÕLI JA ÜRDIKASTMEGA

ETTEVALMISTUS:20 minutit keetmist: 4 minutit 4 portsjoni jaoks

KASTE ON PEAAEGU NAGU SOE VINEGRETT.OLIIVIÕLI, HAKITUD VÄRSKE TOMAT, SIDRUNIMAHL JA ÜRDID KOMBINEERITAKSE JA KUUMUTATAKSE VÄGA ÕRNALT – TÄPSELT NIIPALJU, ET MAITSED ÜHTLUSTUVAD – NING SERVEERITAKSE KOOS KÕRBENUD KAMMKARPIDE JA KRÕMPSUVA PÄEVALILLEIDU SALATIGA.

KAMMKARBID JA KASTE

1 kuni 1 1/2 naela värskeid või külmutatud suuri kammkarpe (umbes 12)

2 suurt Rooma tomatit, kooritud,* puhastatud seemnetest ja tükeldatud

½ tassi oliiviõli

2 supilusikatäit värsket sidrunimahla

2 spl hakitud värsket basiilikut

1-2 tl peeneks hakitud murulauku

1 supilusikatäis oliiviõli

SALAT

4 tassi päevalille idusid

1 sidrun, viiludeks lõigatud

Ekstra neitsioliiviõli

1. Sulatage kammkarbid, kui need on külmunud. Loputage kammkarbid; kuivatada. Kõrvale panemiseks.

2. Kastme jaoks sega väikeses kastrulis tomatid, 1/2 tassi oliiviõli, sidrunimahl, basiilik ja murulauk; kõrvale panema.

3. Kuumuta suurel pannil 1 spl oliiviõli keskmisel-kõrgel kuumusel. Lisa kammkarbid; küpseta 4–5 minutit või kuni see on pruunistunud ja läbipaistmatu, keerates seda poole küpsetamise ajal.

4. Salati jaoks tõsta idud serveerimisnõusse. Pigista idanditele sidruniviilud ja nirista peale tilk õli. Rulli kombineerimiseks.

5. Kuumuta kaste tasasel tulel kuumaks; ära keeda. Serveerimiseks tõsta lusikaga osa kastet taldriku keskele; kaunista 3 kammkarbiga. Serveeri koos idu salatiga.

* Näpunäide: tomati hõlpsaks koorimiseks kastke see keeva veega potti 30 sekundiks kuni 1 minutiks või kuni nahk hakkab pragunema. Eemaldage tomat keeduveest ja kastke see kohe jääveega kaussi, et küpsetusprotsess peatada. Kui tomat on käsitsemiseks piisavalt jahe, koorige nahk ära.

RÖSTITUD KÖÖMNE LILLKAPSAS APTEEGITILLI JA TALISIBULAGA

ETTEVALMISTUS:15 minutit keetmist: 25 minutit: 4 portsjonitFOTO

MIDAGI ERITI KÖITVAT ONRÖSTITUD LILLKAPSA JA KÖÖMNETE RÖSTITUD MAALÄHEDASE MAITSE KOMBINATSIOONIL. SELLELE ROALE ON LISATUD KUIVATATUD SÕSTARDE MAGUSUST. KUI SOOVITE, VÕITE 2. ETAPIS VEIDI KUUMUST LISADA ¼ KUNI ½ TEELUSIKATÄIE PURUSTATUD PUNASE PIPRA NING KÖÖMNETE JA SÕSTARDEGA.

3 spl rafineerimata kookosõli

1 keskmise peaga lillkapsas, lõigatud õisikuteks (4–5 tassi)

2 apteegitilli pead, jämedalt hakitud

1½ tassi külmutatud sibulat, sulatatud ja nõrutatud

¼ tassi kuivatatud sõstraid

2 tl jahvatatud köömneid

Tükeldatud värske till (valikuline)

1. Kuumuta väga suurel pannil keskmisel kuumusel kookosõli. Lisa lillkapsas, apteegitill ja talisibul. Katke ja küpseta 15 minutit, aeg-ajalt segades.

2. Vähendage kuumust keskmisele-madalale tasemele. Lisa pannile sõstrad ja köömned; küpseta kaaneta umbes 10 minutit või kuni lillkapsas ja apteegitill on pehmed ja pruunid. Soovi korral kaunista tilliga.

TOMATI- BAKLAŽAANIKASTME TÜKID
KÕRVITSASPAGETTIDEGA

ETTEVALMISTUS:30 minutit küpsetamist: 50 minutit jahutamist: 10 minutit küpsetamist: 10 minutit küpsetamist: 4 portsjonit

SEE NÕME LISAND LÄHEB KERGESTI ÜMBERPEAROAS. LISAGE BAKLAŽAANI-TOMATISEGULE UMBES 1 NAEL KEEDETUD HAKKLIHA VÕI PIISONIT PÄRAST SEDA, KUI OLETE SEDA KERGELT KARTULIMASSRIGA PURUSTANUD.

1 spagetikõrvits 2–2½ naela

2 supilusikatäit oliiviõli

1 tass kooritud ja tükeldatud baklažaani

¾ tassi hakitud sibulat

1 väike punane paprika, tükeldatud (½ tassi)

4 küüslauguküünt, hakitud

4 keskküpset punast tomatit, soovi korral kooritud ja jämedalt tükeldatud (umbes 2 tassi)

½ tassi hakitud värsket basiilikut

1. Kuumuta ahi temperatuurini 375 ° F. Vooderda väike küpsetusplaat küpsetuspaberiga. Lõika spagetid risti pooleks. Kasutage suurt lusikat, et seemned ja nöörid välja kraapida. Asetage kõrvitsapoolikud, lõigatud küljed allapoole, ettevalmistatud küpsetusplaadile. Küpseta kaaneta 50–60 minutit või kuni kõrvits on pehme. Jahuta restil umbes 10 minutit.

2. Samal ajal kuumuta suurel pannil keskmisel kuumusel oliiviõli. Lisa sibul, baklažaan ja paprika; küpseta 5–7

minutit või kuni köögiviljad on pehmed, aeg-ajalt segades. Lisa küüslauk; küpseta ja sega veel 30 sekundit. Lisa tomatid; küpseta 3–5 minutit või kuni tomatid on pehmenenud, aeg-ajalt segades. Püreesta segu kergelt kartulipuksuri abil. Lisa pool basiilikut. Katke ja küpseta 2 minutit.

3. Kasuta kõrvitsapoolikute hoidmiseks potihoidjat või rätikut. Kraapige kõrvitsa viljaliha kahvliga keskmisesse kaussi. Jaga squash nelja serveerimistaldriku vahel. Nirista ühtlaselt kastmega üle. Puista peale ülejäänud basiilik.

PORTOBELLO STIILIS HAUTATUD SEENED

ETTEVALMISTUS:35 minutit keetmist: 20 minutit keetmist: 7 minutit 4 portsjoni jaoks

VÄRSKEIMATE PORTOBELLODE SAAMISEKS,OTSI SEENI, MILLEL ON VEEL TERVED VARRED. LÕPUSED PEAKSID OLEMA NIISKED, KUID MITTE MÄRJAD EGA MUSTAD NING NENDE VAHEL PEAKS OLEMA HEA VAHE. MIS TAHES TÜÜPI SEENTE VALMISTAMISEKS TOIDUVALMISTAMISEKS PÜHKIGE KERGELT NIISKE PABERRÄTIKUGA. ÄRGE KUNAGI PANGE SEENI VEE ALLA EGA KASTKE NEID VETTE – NEED ON HÄSTI IMAVAD NING MUUTUVAD PUDRUKS JA VETTIVAD.

4 suurt portobello seeni (kokku umbes 1 nael)

¼ tassi oliiviõli

1 supilusikatäis suitsutatud maitseainet (vt retsept)

2 supilusikatäit oliiviõli

½ tassi hakitud šalottsibulat

1 supilusikatäis hakitud küüslauku

1 nael Šveitsi mangold, varrega ja tükeldatud (umbes 10 tassi)

2 tl Vahemere maitseainet (vt retsept)

½ tassi hakitud rediseid

1. Kuumuta ahi temperatuurini 400 ° F. Eemaldage seentelt varred ja jätke see 2. sammu jaoks. Kasutage lusika otsa, et kraapida mütsidelt lõpused; lõpused ära visata. Asetage seenekübarad 3-liitrisesse ristkülikukujulisse ahjuvormi; pintselda seente

mõlemat külge ¼ tassi oliiviõliga. Pööra seenekübarad nii, et varre küljed oleksid ülespoole; puista üle suitsumaitseainega. Kata pann fooliumiga. Küpseta kaanega umbes 20 minutit või kuni pehme.

2. Vahepeal lõigake reserveeritud seente varred; kõrvale panema. Mangoldi valmistamiseks eemaldage lehtedelt paksud ribid ja visake ära. Haki mangoldi lehed jämedalt.

3. Kuumuta eriti suurel pannil keskmisel kuumusel 2 supilusikatäit oliiviõli. Lisa šalottsibul ja küüslauk; küpseta ja sega 30 sekundit. Lisa tükeldatud seenevarred, hakitud mangold ja Vahemere kaste. Küpseta kaaneta 6–8 minutit või kuni mangold on pehme, aeg-ajalt segades.

4. Jaga mangoldisegu seenekübarate vahel. Vala pannile jäänud vedelik täidetud seentele. Tõsta peale hakitud redis.

RÖSTITUD RADICCHIO

ETTEVALMISTUS:20 minutit küpsetamist: 15 minutit: 4 portsjonit

KÕIGE SAGEDAMINI SÜÜAKSE RADICCHIOTSALATI OSANA, ET ANDA KÖÖGIVILJASEGULE MÕNUSAT KIBEDUST, KUID SEDA SAAB KA ISESEISVALT RÖSTIDA VÕI GRILLIDA. KERGE KIBEDUS ON RADICCHIOLE OMANE, KUID TE EI TAHA, ET SEE OLEKS ÜLE JÕU KÄIV. OTSIGE VÄIKSEMAID PÄID, MILLE LEHED NÄEVAD VÄRSKED JA KRÕBEDAD, MITTE NÄRBUNUD. LÕIGATUD OTS VÕIB OLLA VEIDI PRUUN, KUID PEAKS OLEMA ENAMASTI VALGE. SELLES RETSEPTIS LISAB TILK PALSAMIÄÄDIKAT ENNE SERVEERIMIST VEIDI MAGUSUST.

2 suurt radicchio pead
¼ tassi oliiviõli
1 tl Vahemere maitseainet (vt<u>retsept</u>)
¼ tassi balsamico äädikat

1. Kuumuta ahi temperatuurini 400 ° F. Jaga radicchio neljandikku, jättes osa südamikust külge (teil peaks olema 8 viilu). Pintselda radicchio viilude lõikeküljed oliiviõliga. Aseta viilud, lõikeküljed allapoole, ahjuplaadile; puista üle Vahemere kastmega.

2. Küpseta umbes 15 minutit või kuni radicchio on närbunud, keerates poole küpsetamise ajal üks kord ümber. Laota radicchio serveerimistaldrikule. Kleit palsamiäädikaga; serveeri kohe.

RÖSTITUD FENKOL APELSINI VINEGRETIGA

ETTEVALMISTUS:25 minutit röstimist: 25 minutit: 4 portsjonit

JÄTKE ALLESJÄÄNUD VINEGRETTI VISKAMISEKS ALLESSALATIGA VÕI SERVEERI GRILLITUD SEALIHA, LINNULIHA VÕI KALAGA. SÄILITAGE JÄRELEJÄÄNUD VINEGRETT TIHEDALT SULETUD ANUMAS KÜLMKAPIS KUNI 3 PÄEVA.

6 spl ekstra neitsioliiviõli, lisaks veel harjamiseks

1 suur apteegitill, kooritud, puhastatud südamikust ja viiludeks lõigatud (soovi korral jätke lehed kaunistamiseks alles)

1 punane sibul, viiludeks lõigatud

½ apelsini, lõigatud õhukesteks rõngasteks

½ tassi apelsinimahla

2 supilusikatäit valge veini äädikat või šampanjaäädikat

2 supilusikatäit õunasiidrit

1 tl jahvatatud apteegitilli seemneid

1 tl peeneks hakitud apelsinikoort

½ tl Dijoni stiilis sinepit (vtretsept)

must pipar

1. Kuumuta ahi temperatuurini 425 ° F. Pintselda suur küpsetusplaat kergelt oliiviõliga. Laota küpsetusplaadile apteegitilli-, sibula- ja apelsiniviilud; nirista peale 2 spl oliiviõli. Segage köögivilja õrnalt õliga kattumiseks.

2. Rösti köögivilju 25-30 minutit või kuni köögiviljad on pehmed ja kergelt pruunistunud, keerates poole küpsetamise ajal ümber.

3. Vahepeal sega apelsinivinegreti jaoks segistis apelsinimahl, äädikas, õunasiider, apteegitilli seemned, apelsinikoor, Dijoni stiilis sinep ja pipar. Kui blender töötab, lisage aeglaselt õhukese joana ülejäänud 4 spl oliiviõli. Jätka blenderdamist, kuni vinegrett pakseneb.

4. Tõsta köögiviljad vaagnale. Kastke köögivilju vähese vinegretiga. Soovi korral kaunista reserveeritud apteegitilli lehtedega.

www.ingramcontent.com/pod-product-compliance
Lightning Source LLC
Chambersburg PA
CBHW070413120526
44590CB00014B/1382